U0067366

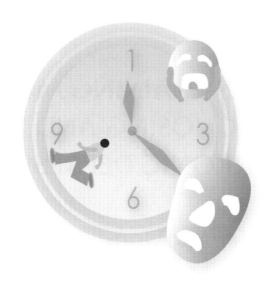

長期性憂鬱症之診斷與治療技巧

訓 練 手 冊

心理治療的認知行為分析系統

James P. McCullough, Jr. 著

杜家興 譯

SKILLS TRAINING MANUAL FOR DIAGNOSING AND TREATING CHRONIC DEPRESSION

Cognitive Behavioral Analysis System of Psychotherapy

James P. McCullough, Jr.

紀念 Henry R. Olivier 醫學博士
——我的摯友及第一位良師

目　錄

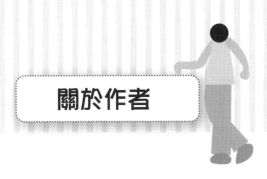

關於作者

James P. McCullough, Jr.

　　於 1970 年從 Georgia 大學獲得博士學位。他是美國心理協會兩個分會（心理治療和臨床心理學）的會員。McCullough 博士也被美國心理學司法審查者委員會（American Board of Psychological Forensic Examiners）遴選為臨床心理學專科醫師，並且擔任 Virginia 州 Richmond 市的 Virginia Commonwealth 大學（VCU）之臨床訓練方案裡關於「成年人心理治療歷程追蹤」（Adult Psychotherapy Process Track）的理事。目前為心理學和精神醫學的教授，並且是 VCU 研究院的成員，他從 1972 年就在 VCU 心理學系服務至今，他的同事們在 2000 年頒給他心理學卓越研究貢獻獎。教導臨床心理學研究生心理治療，是他過去三十年裡卓越的教育貢獻。

　　McCullough 博士的研究興趣為長期性憂鬱症（chronic depression）——低落性情感症（dysthymia）、雙重憂鬱症（double depression），以及長期性重鬱症（chronic major depression）。他也針對一些長期性疾患的診斷準則進行研究，比較了長期性疾患和急性／陣發性重鬱症（acute/episodic major depression）的症狀和心理學特徵，並且蒐集了超過二百五十位長期性憂鬱症門診個案之治療結果的實證資料。他是美國精神醫學協會關於低落性情感症和重鬱症研究的 DSM-IV 田野試驗研究專員（Field Trial Coordinator）。因為大力提倡因實務工作需求而出現的單一個案臨床研究方式（single-case clinical research），McCullough 博士從門診長期性憂鬱個案的治療工作中發展出一套心理治療模型，即心理治療的認知行為分析系統（Cognitive Behavioral Analysis System of Psychotherapy, CBASP）。

　　McCullough 博士著作豐富，其中包括《長期性憂鬱症之診斷與治療技巧：心理治療的認知行為分析系統》（*Treatment for Chronic Depression: Cognitive Behavio-*

ral Analysis System of Psychotherapy）。他在 1992 年於 VCU 創立了單極型心境疾患協會（Unipolar Mood Disorders Institute），目前仍擔任其理事。

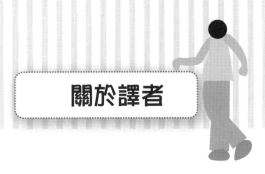

關於譯者

杜家興

臨床心理師　juiahsin@yahoo.com.tw

現職：行政院衛生署嘉南療養院公職臨床心理師、台南市臨床心理師公會理事、台南縣家庭教育中心團體輔導種籽教師培訓課程之講師與督導師。

經歷：台南市社區大學講師；長榮大學、嘉南藥理科技大學兼任講師。

專長：人本、認知和人際動力取向的個別和團體心理治療，經常帶領憂鬱症患者和校園適應不良學生（國中與大學生）之人際動力取向團體輔導、教師及企業之情緒管理與壓力調適的講座或工作坊、心理助人工作者之培訓與督導工作。一方面喜歡將心理學的好處介紹給社會大眾，經常於演講中結合心理治療學、發展心理學、神經心理學和身心靈理論，尤其是活腦健腦小活動、情緒釋放技術（Emotional Freedom Techniques, EFT）以及近年風行的正念技術（Mindfulness，或譯為正念），講題包括「壓力和情緒調適之原理和實作」、「憂鬱與自殺防治」、「親密關係的經營、衝突和調適」等等；一方面也經常出席國中小學舉辦的輔導個案討論會，推廣依附心理學、客體關係理論、人際動力取向和相關輔導技巧，希望大家從這些心理學知識中找到讓「健康成長、幸福生活」的秘方。

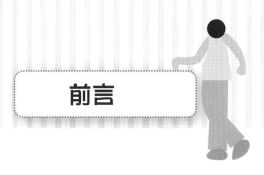

前言

　　CBASP治療師手冊撰寫完成了，這樣你們就可以透過一系列需要進行治療決策的練習活動，而學會如何執行這種治療法。為了在每一項練習活動裡做出正確的決策，你首先必須閱讀母書，也就是《長期性憂鬱症之診斷與治療技巧：心理治療的認知行為分析系統》（*Treatment for Chronic Depression: Cognitive Behavorial Analysis System of Psychotherapy, CBASP*）（McCullough, 2000）。一旦你讀過母書之後，你應該做好準備來完成這些練習，這些練習將教導你學會如何針對長期性憂鬱症個案執行CBASP。

　　這些練習活動是設計用來教導心理治療師學會如何符合準則地執行CBASP。在每項練習活動的尾聲，都有提供解答。我希望你會覺得這些練習活動充滿挑戰和成長性。我衷心提醒你們，不要跳著閱讀本手冊，或是隨興而不照順序來做這些練習活動。每一節的學習內容都是預先假設你已經熟練了先前章節的內容。一旦你完成了本手冊，我希望你就學會了針對長期性憂鬱症成人的心理病理部分做出果斷且有效的回應。

　　要特別提醒的是，本手冊是特別為了那些治療長期性憂鬱症個案的心理治療師而設計的。如果與心理治療師可取得的其他治療手冊相比，本手冊的大綱可能就顯得與眾不同。其中的差別來自於本書全程使用的練習活動。CBASP手冊設計成一系列的練習活動，所以當完成所有練習活動時，你將知道如何針對「技術的實施」和「個案的表現」做出正確的決定。為什麼這點這麼重要呢？因為我已發現，依照標準方式來恪守 CBASP 方法學可以導致行為上的改變——再也沒有什麼事情比達成這項目標更重要。

致謝

　　我要感謝幾位對本書的編輯給予非常實用回饋的人。一位是在 Stony Brook 的 New York 州立大學任教的心理學教授，同時也是我心目中的長期性疾患「首席診斷學專家」——Daniel N. Klein 博士，他閱讀了第三章並一再核對我對病程的描述——我希望這些內容並沒有令人失望。Stanford 大學精神醫學及行為科學系的助理教授 Bruce A. Arnow 博士，以及 Texas 大學助理教授且為位於 Houston 之 Anderson 癌症中心的醫學博士 Janice A. Blalock，瀏覽過整份原稿並做過每一項練習。他們的回饋及評論極有助益，並帶來一些必要的改變和釐清。Virginia 州 Richmond 市的兩位臨床心理學家——Teresa A. Buczek 博士和 Marilyn N. Spiro 博士，也做過練習，並提供我一些充滿啟發性的回饋。她們的回應非常有用，因為她們是在沒有受過正式 CBASP 訓練的情況下閱讀本手冊的，她們建議的修訂部分使本手冊更方便使用者運用。我也深深感謝我的書籍編輯 Margaret O. Ryan，提供了十分有用的建議和評論，使本書整體看起來更棒。Margaret 幫忙我進行母書的編輯工作，是一位文字編輯領域的碩士，感謝她的努力，使定稿後的書籍讀來更加順暢。

　　最後，我想要感謝 Kitty Moore——Guilford 出版社的執行編輯，給我持續的鼓舞和熱情支持。

譯者序

　　我實在很愛看書，看著出版的手冊化治療書籍（manualized workbook）愈來愈多，我想，不管是想要深化自己助人能耐的專業人士，還是有心探索自我而茁壯成長的一般民眾，都多了更多摸索和磨練的管道和素材。衷心期待這本手冊也能如願成為你案頭上的書香，為你帶來多次心靈探索的趣味、豁然開竅的「啊～哈」經驗〔聽說此刻的腦中，γ波會增加；其實你可以透過正念訓練（mindfulness training）來增加γ波的出現[1]，而有很多媒介可以用來進行正念訓練，如呼吸、行走、坐臥、飲食、書法、茶道等等〕。

　　為了避免 CBASP 訓練課程變得抽象難懂而枯燥乏味，喪失了認知行為取向慣有的具體實用作風，作者特意設計這些練習，誠摯邀請你立刻翻開本書，進入作者精心設計的練習裡。如果你不熟悉認知行為治療，推薦你另外再去閱讀《掌握好心情：想法轉個彎，感覺大不同》（創意力文化），該書透過四個案例的故事，一步一步地引導你認識認知行為治療，易上手又實用，所以推薦給你或你的求助個案。

　　回到CBASP，本手冊用來探索憂鬱病程變化的表格非常好用，希望助人工作者可以多加使用，一方面可讓你的求助個案透過圖像化的方式，整理自己的生活經過和情緒變化，一方面也可以幫助你形成你對個案的整體描繪（case formulation）。此外，重要的是，本書針對CBASP的要素所各自安排的一些練習，作者都有提供解答讓你比對，一定能幫助你熟悉CBASP的重要元素：情境分析（situational analysis）和受訓過之個人性涉入（disciplined personal involvement）。如果

1　科學家一般認為γ波反映出神經活化及參與的程度，代表廣泛大腦迴路的統合情形，所以當腦部整合了各種有關某一物件的訊息時，γ波就會出現。可參考蕭秀姍、黎敏中翻譯的《訓練你的心靈，改變你的大腦：正向心靈活動可以改變你的大腦》（久周文化）第313-314頁。

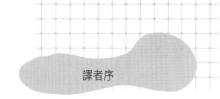

你可以找到有興趣的同伴一起練習和討論，將更能激發你們的學習、豐富你們的體會。

另外一定要提出來的，就是透過「訊息影響問卷」（Impact Message Inventory, IMI）所繪製出來的象限圖，這也是我喜愛 CBASP 的重要原因之一：除了認知與行為層面的要素之外，再加入了人際層面的元素。在我運用的經驗裡，如果能將象限圖牢記在心，可以協助你如同齊天大聖孫悟空一樣擁有分身法術，在進行心理諮商或治療對話之間，分身跳到空中來解讀你和個案的互動而有所體悟。此時，如果你能再搭配運用屬於短期心理動力治療取向的「核心衝突關係主題療法」（Core Conflictual Relationship Theme Method, CCRT）[2]，我想你會更能擷取或捕捉到自己或個案更深層的困境和需求。

當你透過閱讀這篇序言而感覺到我一直想要推薦給你這本實用的手冊時，我們之間的互動是否就如象限圖裡其中一種互動類型：我猶如支配型（「照我說的去做，你就會沒事了」），想要勾起你內心的順從型（「我會照著你所說的每件事情去做，只要你好好照顧我」）。或者，我也企圖呈現自己的見多識廣（雖然不一定是）來吸引你使用 CBASP，此時我們之間的互動是否又會變成：我像是友善－支配型（「我很聰敏，我的天賦將讓你心醉神迷」），想要引發你內心的敵意－順從型（「你很有名望，請把我修理好，如果你可以的話」）。如何，有趣嗎？快將本手冊帶回家，好好做做練習！

除了同樣期待本手冊能夠幫助中文世界的助人工作者外，本手冊能順利翻譯出來，仍要感謝許多人的協助。每月一起唸書而使我保持熱情活力和心靈動力的臨床心理師夥伴——雲林信安醫院的士鳴和秋榛，還有成功大學輔導中心的淑真，尤其是淑真的先生 Grant Armstrong（於加拿大 Montreal 的 The Stress Clinic and Career Planning Center 擔任執行長，並於 McGill 大學心理學系擔任客座助理教授的博士級心理師）的協助，以簡單的英文解說原本難懂的原文意涵。此外，要謝謝心理出版社總編輯林敬堯先生幫忙處理翻譯版權事宜，並且要特別感謝協助本手冊三次校稿的編輯小晶，那細膩的工夫實在了得，本書如能讀來順暢、前後文用

---

2 讀者可參考由呂宏曉翻譯的《短期精神動力心理治療：核心衝突關係主題法》（心理出版社）一書。

詞一致、翻譯錯誤極少，大半要歸功於小晶的付出。我們如此用心，期待大家珍惜這寶貝的書籍，儘管如此努力，才疏學淺且百密仍有一疏，望大家不吝指教。

最後要感謝我可愛又讓我幸福洋溢的妻子素珍，因為妳的到來，滿足了我的諸多需求，突破了我既有狹隘的生活，拓展了我的視野，豐富且深化了我的心靈。謝謝妳陪伴我開著小 March 拎著兩個孩子四處探索，過著隨意但深入大自然的旅程。我也要謝謝大兒子偉凱的體貼和創造力，小兒子岳洋的機敏和舞動力，為我帶來時而混亂、時而感動、時而激動、時而大笑的家庭生活。我經常在互動中使用象限圖的概念來引導我與你們的互動，「食果子要拜樹頭」，一併感謝 CBASP、感謝 McCullough 博士、感謝所有直接或間接協助本書的人！

感恩也祝福大家一切好好壞壞都隨緣自在！

家興

於嘉南療養院臨床心理科

juia@mail.cnpc.gov.tw

治療長期性憂鬱症的成年人——移動那頑劣難治的認知情緒及行為盔甲（這就是此種疾患的模樣）——就好像拿十磅的大鎚敲打著堅韌的花崗岩石牆。重複敲打著牆壁的同一個位置，卻只有一點點效果，甚至沒有用，之後才會出現一條幾乎看不見的、細如髮絲的裂縫。持續敲擊之下，細縫愈來愈擴大，直到最後石牆破成碎片。

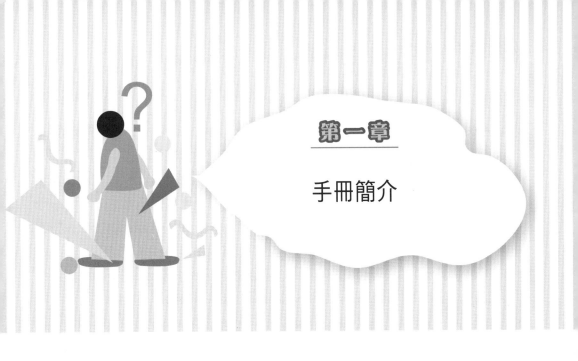

第一章

手冊簡介

　　想要學會有效施行 CBASP 心理治療，就需要堅持和練習、澈底瞭解長期性憂鬱症個案獨特的心理病理、熟習 CBASP 各項技術的實施，以及接受一位經過認證之訓練師的督導。本手冊的母書，也就是《長期性憂鬱症之診斷與治療技巧：心理治療的認知行為分析系統》*（McCullough, 2000），探討了這類個案的心理病理學，並詳盡介紹 CBASP 的各項技術。本手冊是設計用來當作該書的訓練指南手冊。透過完成本手冊裡的各項練習，你將學會如何診斷出長期性憂鬱症個案，以及如何實施 CBASP 的各項技術。

　　CBASP 受訓學員的起點就是瞭解這類個案的病理學。我無法非常充分地描述這點！長期性憂鬱疾患這個人口群和急性／陣發性重鬱症（acute/episodic major depression）不同。只有在你瞭解了長期性個案特有的各項問題之後，才能瞭解 CBASP 各項技術的由來。新手心理治療師的 CBASP 訓練就從閱讀母書開始，即《長期性憂鬱症之診斷與治療技巧：心理治療的認知行為分析系統》（McCullough, 2000）。只要本手冊提到參照這本書的部分，該書就被稱為「母書」（the text）。即便是有經驗的治療師在開始閱讀本手冊之前，也應該先讀完母書。

　　本手冊共有五章。第一章介紹本書的組織架構；第二章包括長期性憂鬱症心

---

* 譯註：母書英文書名為 *Treatment for Chronic Depression: Cognitive Behavioral Analysis System of Psychotherapy*，由我（杜家興）和吳淑真負責繁體中文的翻譯工作，同樣為心理出版社出版。

理病理學的簡單回顧、本治療模式的一般性介紹，還有本治療法的治療目標（outcome goals）；第三章教授了一種以圖表來展示長期性個案之臨床病程的方法，這樣你就可以區分出長期性憂鬱疾患和那些急性／陣發性重鬱症；第四章和第五章則介紹如何執行 CBASP 的各項技術。

最重要的 CBASP 技術就屬「情境分析」（Situational Analysis, SA），此技術是用來使個案從認知—情緒功能的「前運思期水準」（preoperational level of cognitive-emotional functioning）朝向「形式運思期水準」（formal level）前進。「人際區辨練習」（Interpersonal Discrimination Exercise, IDE）則是第二重要的技術，而行為技巧訓練／演練（Behavioral Skill Training/Rehearsal, BST/R）則排名第三（本手冊並未包含BST/R，這類的學習活動都會在CBASP訓練工作坊裡詳細介紹及討論。工作坊的日期都刊登於許多的專業期刊和通訊、全國年度大會，以及州立及地區性心理學學會和精神醫學學會的各種會議）。

為了促進每節次治療的結構化工作，將這些技術排名實在是一種必要之惡。可是，請不要將我的意見當成「福音」一樣來對待，而為了依照我對這些技巧的排名方式，僵化地建構著每一次治療時段。心理治療的歷程將因此會變得支離破碎且枯燥乏味。顯然，會有許多緊急事件將使你們沒有建設性地僵化遵守著任何一種的技術排名：像是在每次治療時段都有許許多多的議題浮現又退去；治療早期進行的 SA 無法在一次治療時段完成，而必須延到下節治療時段繼續進行；以及可能出現某種人際危機，而需要一小時或以上的時間來處理。我在此建議的權衡比重，反映了每項技巧在每次治療時段裡所占的時間比率，這樣的比率是我認為在整個治療歷程中都是最有建設性的。我建議大部分的治療時間（如，75%）用來施行 SA，大約 15%的時間用在 IDE 活動，而 10%則用於 BST/R。圖 1 說明了此種建議的權衡比重。你很快就會發現，你用來施行每項技術的真正時間，其實每週都不一樣。不過，請努力盡量分配給 SA 最多的時間。

如果你因為本手冊的「尺寸」而感到難以承受——看起來就像是座難以攀爬的高山——我向你保證，本書的尺寸實際上會有所誤導。你將很快通過這些練習，並很快接收到每項練習作業的立即回饋。我希望這些回饋兼具鼓勵和趣味。我希望在你完成這些練習後，你會非常熟悉 CBASP 的方法學。我相信你會的。

我也試著讓這些練習活動和臨床實務有著豐富的關連，並有充分的難度而激

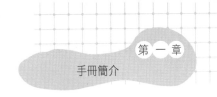

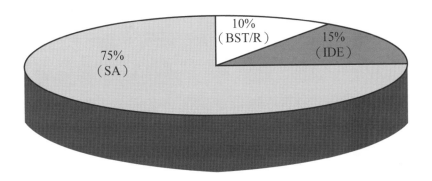

圖 1　在心理治療時段施行 CBASP 三項行為改變技術時建議的時間分配比率

發你的興致——但不要困難到造成你的挫折與失敗。有位受訓學員在完成本手冊的所有練習活動後寫了字條給我：

> 我的經驗是這些練習活動做起來很有樂趣，所以覺得時間過得很快……
> 這些練習活動也都有著令人滿意的臨床相關性。當我讀到這些 SA 的場
> 景時，令我回想起我的個案，他們也有類似的狀況，以同樣的前運思型、
> 自我挫敗的方式來詮釋他們的行為和生活經驗。身為一位治療師，我發
> 現這帶給我能量來從事這些能幫助這類個案改變的策略。

 ## 本手冊之練習活動的格式

　　診斷程序和 CBASP 步驟都會透過一系列步驟性、紙筆式的練習活動來教導讀者。當讀者學會一步一步施行某種特殊的 CBASP 技術，你也可以在完成每項練習之後評估和檢查自己的表現。練習活動的答案都在每個訓練章節的最後。

　　第三章的練習活動是聚焦在區分出長期性憂鬱症與急性／陣發性憂鬱症。第四章和第五章的練習活動則是聚焦在如何矯正個案的行為。第四章（SA）與第五章（IDE）的練習活動的格式如下：

　　1.回顧關於個案或治療師在某個步驟上應有哪些表現的介紹。

2.針對接下來的問題，寫出你的回答。

3.然後根據本手冊提供的解答來核對你寫下的回答。如果你不瞭解我所提供
的回饋，那麼請你翻閱 CBASP 母書，以取得進一步的詳細訊息。

　　如果你完成了一套的練習活動，並在進行下一部分的練習活動之前自行修正
錯誤之處，那將會提升你的學習效果。請不要跳著閱讀本手冊或是隨機地做練習
活動，所有的練習活動都是以先前的學習為基礎。

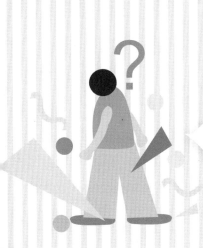

第二章

「整體圖像」：簡介 CBASP

CBASP 探討長期性憂鬱症成人在發展性結構層次上（developmental-structural）的各項嚴重問題。前運思期型的功能運作方式（preoperational functioning）（Piaget, 1926, 1954/1981）是這些個案在結構層次的必要特徵，並且就這點來說，正是這些遍佈且長期的認知—情緒困境影響著每一方面的功能。前運思期型的功能運作方式妨礙了正常的功能運作方式，使個體遭受到：(1)因應上長期的失敗；(2)強烈的無助和無望感受；以及(3)難治的憂鬱狀態。

個案的前運思期型困境裡有個重要層面，就是個案在知覺上和他／她所處的環境脫節了（perceptually disengaged from his/her environment）。在知覺上與所處之世界脫節，導致一種失序且僵化的行為狀態，環境在此狀態中喪失了本身能夠矯正行為的形式力量（formative power）。長期性個案沒有能力改變，而活在一種以「行為僵化且一成不變」為特徵的破壞性生活風格裡。

如同在母書《長期性憂鬱症之診斷與治療技巧》（McCullough, 2000）第三章詳細介紹的內容，此種知覺上的脫節現象源自某種在認知—情緒之成熟發展方面的結構性問題（a structural cognitive-emotional maturational problem）。在「社會—人際」（social-interpersonal）這項功能範疇裡，個案無可避免地困在 Piaget（1926, 1954/1981）所認定的認知—情緒發展的第二階段：「前運思期」階段。心理治療初期，心理治療師治療的是一位在社交及人際功能範疇只有四到六歲孩子程度的成年人。關於前運思期的功能運作，我在此必須強調兩個要點（我在母書也有介

紹）（43-54 頁）。第一項要點是，一個人可能在社交和人際範疇上表現得像個孩子，但仍能在一般智力測驗上得高分。我並不是將「社會—人際」層面的功能運作和一般智力畫上等號。我曾經治療過非常聰敏的專業人士，在「社會—人際」層面卻只有前運思期的能力水準，就像個孩子一樣。第二項要點是，早發型長期性憂鬱症成人要比晚發型個案提到更多功能失常的發展史（dysfunctional developmental histories）（Horwitz, 2001）。這兩種類型的個案在社交和人際上，都停留在前運思期型的功能運作方式，但是，他們各自從不同的方向達到此種發展成熟度，並呈現出不同的臨床病程（參考母書 51-54 頁）。

CBASP 打倒前運思期困境的方式，就是教導個案學會使用形式運思法來思考及發揮功能（Piaget, 1926, 1954/1981; Inhelder & Piaget, 1958）——這是一套認知—情緒方面的知覺，被稱為「覺知到的作用關係」（perceived functionality）（McCullough, 1984, 2000）。覺知到的作用關係是一種關於「自己的行為具有特定的結果」的普遍覺察。為了達到「幫助個案從他／她前運思期特質朝向形式運思的功能層級邁進」的目標，CBASP 所倚靠的是一項名為「不相稱的要求」（mismatching demands）的改變原則（Cowan, 1978; Gordon, 1988; Nannis, 1988）。不相稱原則如下所述：

> 如果有關認知—情緒方面的辯證式練習活動（didactic exercises）只訴求個案當前有的功能水準，那麼就不會出現邁向成熟的改變（maturational change）。可是，如果成年個案不斷被要求使用超越他們現有水準的能力來發揮功能（如，形式運思），那麼在認知—情緒方面就會出現邁向成熟的成長。

兩項 CBASP 技術都是設計用來使個案產生不相稱的要求。若成功施行，每項技巧的目標都是：(1)使個案在功能運作時的結構及知覺層面有所改變；以及(2)學會某種比較符合其年齡的行為方式。換句話說，每項 CBASP 技術的根本目標就是協助個案在知覺和行為上變得容易受到自己行為後果的影響。

我們現在進入第三章，教你如何成功地完成治療的第一步：正確診斷出屬於長期性憂鬱的個案。

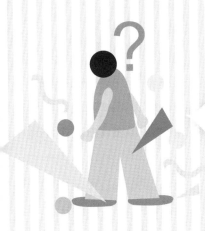

第三章
使用「臨床病程走勢圖」
來診斷長期性憂鬱症個案

DSM-IV（American Psychiatric Association, 1994, p. 388）以圖示法來說明單極型心境疾患的臨床病程，在 DSMs 系統發展史上可是頭一遭。將病程剖面圖放入單極型心境疾患（unipolar mood disorder）這一章節，是 DSM-IV 之重鬱症、低落性情感症和輕微憂鬱症的田野試驗委員會（Field Trail Committee）所建議的（Keller et al., 1995）。田野試驗委員會強烈覺得，正確的診斷有賴於正確辨認出單極型疾患的病程。

CBASP 是特別發展用來治療長期性憂鬱症。約 75%的急性／陣發性疾患都能經由藥物獲得有效的治療。但對長期性疾患來說並非如此，通常對藥物產生治療反應的比率約為 55%。因此，將長期性個案與急性／陣發性個案區分開來，以及正確診斷出長期性憂鬱症，通常可以導致更有效的治療。正是基於此理由，在你開始做這些 CBASP 治療練習之前，必須先做完好幾個 DSM-IV 練習活動，以熟悉鑑別診斷工作的重要性。

母書（55-62 頁）介紹了這些長期性疾患的五種病程模式。為了決定個案是單次陣發性重鬱症，還是符合這五種長期性疾患其中一種的診斷準則，你必須回答以下三項有關診斷的疑問：

　1.本次發作是屬於已持續至少兩週以上但少於兩年的陣發性／急性重鬱症嗎？
　2.本次發作是一種屬於持續兩年或兩年以上的病情嗎？
　3.如果個案目前被診斷為某種重鬱性疾患，那麼個案在本次疾病發作之前是

否有過低落性情感症的情形？

註：本章後面會提供 DSM-Ⅳ（American Psychiatric Association, 1994）關於低落性
情感症和重鬱症的診斷準則，方便你在進行這些診斷練習時參考 DSM-Ⅳ 的
診斷準則。

　　第三章主要的學習任務有：(1)判斷此次憂鬱症病程是屬於陣發性／急性還是
長期性；以及(2)先前是否有符合低落性情感症的情形。對於陣發性／急性的單極
型個案來說，心理治療師可能使用其中一種新型 SSRIs（血清素回收抑制劑）來
開始治療。若當前的問題（通常是重鬱症）被診斷屬於長期性的病程，便應該選
擇合併式的治療（藥物和心理治療）（Keller et al., 2000）。

　　如果診斷出先前有符合低落性情感症的情形，那麼就需要簡短評估在個案的
重鬱症緩解期間，低落性情感症是否持續存在。心理治療師必須判斷個案沒有低
落性情感症症狀的時間是否達到兩個月。持續存在的低落性情感症病情（不管是
沒有被辨識出來的，還是沒有接受治療的）將提高「個案於未來一年裡再度出現
另一次重鬱發作」的可能性（高達90%）（Keller, 1988, 1990; Keller & Hanks, 1994;
Keller, Lavori, Rice, Coryell, & Hirschfeld, 1986）。用來判斷長期性憂鬱症病程，以
及用來辨識出先前是否有低落性情感症的建議程序如下。

簡介憂鬱症病程工作單

　　一旦目前的問題被診斷為某種單極型憂鬱疾患（不是重鬱症就是低落性情感
症），下一步就是決定出本次疾患持續多久期間（如，「你現在這樣的感受已經
多久了？」）。如果在做出初步的診斷後，心理治療師發現目前的發作已經持續
六個月以上，我建議使用憂鬱症病程工作單（Depression Timeline Worksheet）（參
考圖 2）（McCullough et al., 1996）來辨識個案的臨床病程。此工作單將可指出個
案憂鬱症症狀強度在近兩年裡（如有必要，甚至可以回推更久的時間）的變化情
形。

　　建構憂鬱症病程時，心理治療師應該和個案一同合作。白板是一個非常實用

指導語

1. 從左到右，並在適當的月份欄位裡填入 "X" 的記號。
2. 寫下目前的年份；從目前的月份開始填寫起。
3. 使用時間軸線 I 來建立本次疾病的長期性病程。
4. 使用時間軸線 II 和 III 畫出一生以來的病程（盡可能地註明「年份」）。

篩檢會談的年份：_____

月份 12|11|10|9|8|7|6|5|4|3|2|1|12|11|10|9|8|7|6|5|4|3|2|1|12|11|10|9|8|7|6|5|4|3|2|1

I
正常
輕度
中度
重度

II
正常
輕度
中度
重度

III
正常
輕度
中度
重度

個案的診斷：_____

□早發型　□晚發型

圖 2　用來將臨床病程加以圖示的憂鬱症病程工作單

且要善加運用的平面，因為可以在個案和治療師之間輕易地來回傳遞。為了完成病程工作單，我們提出以下的建議步驟：

1. 應取得個案的共同合作和協助。

　　心理治療師要解釋本練習的目的在於決定個案疾病的過去表現情形。在持續解釋時，心理治療師會表示過去的憂鬱病情是必須知道的重要事項，因為疾患的診斷和後續的治療工作都由此一歷史性資料來決定。

2. 時間軸線配合著「疾病嚴重程度」這個欄位，從左向右填寫。嚴重程度欄位上這一行數字從右到左依序代表著月曆裡的月份。

　　首先要先填寫進行診斷會談的年份和月份。例如，如果篩檢會談的日子是「1999 年 8 月」，起點就是從左邊算起的第五格，代表 8 月的 8 下方。然後在篩檢會談年份的空格裡填入年份資料。

3. 當前的診斷決定了病程工作單裡的「嚴重程度」。嚴重程度的評量方式如下：

• 正常：沒有出現憂鬱症症狀。

• 輕度：低落性情感症，**或**是低於發作標準（syndromal threshold）之重鬱發作的強度減弱了。

• 中度：重鬱症（嚴重程度介於輕到中度，並且在工作、家庭和／或社交功能方面有**引人注意的損傷程度**）。

• 重度：重鬱症（在工作、家庭和／或社交功能方面有**重大／明顯的損傷**）。

　　有關**輕**度的例子：個案會提到「做得沒有像我過去那樣好」、「沒有像我過去習慣的那樣到四處走走」、「我沒有像過去那樣受到妻子或家人的注意——就是覺得和過去不同」等等。

　　有關**中**度的例子：個案會提到其他人注意到，他／她因為心情而在行為上有引人注目的改變，並且從口語或非口語方面暗示著他／她不對勁：「你似乎不想出去找任何人——有些事情似乎正困擾著你」；「你最近的工作表現不是很理想，是不是因為你感覺不舒服還是憂鬱？」；「爸，你電視看太多了——你現在都不跟我們一起玩了。」

　　有關**重**度的例子：個案因為明顯的退縮、強烈的激動等等，實際上真

的錯失工作、刪除課程、停止活動排程，或是中斷定期的家庭聚會活動等等。

4. 由進行診斷會談的那個月份開始，從左到右，將時間軸線「個人化」（personalize）。

　　例如，要求個案在適當的月份欄位裡寫下或報告過去兩年裡重要的私人事件（如，各種週年紀念日、生日、宗教慶典、出生、死亡、國定假日、結婚、離婚等等），以及於家族、社會或國家方面，任何有助於個案回想起過去情緒的各種正面或負面事件。

5. 在格子填上 "X"，表示本次疾病從診斷會談那個月以來的當前嚴重程度。註：你在時間上是以回溯過去的方式來填寫表格。這裡月份順序反映了此種從 12 月到 1 月的時間方向。

　　第一個「X」代表嚴重程度的對照起點（comparative severity anchor-point），可以在你回溯過去時，用來評比憂鬱症的嚴重程度。設定好這個對照起點後，試著詢問個案：

　　a.「你有這樣的感覺（就是你現在感受到的感覺）多久了？」

　　一旦建立好本次憂鬱發作的持續期間和嚴重程度，接著詢問的問題就是在病情有所轉變的時間點上，憂鬱嚴重程度有什麼樣的變化：是增加還是減輕？可以試著詢問個案：

　　b.「在這個時間點上，你有沒有感到憂鬱，或者和你現在感受到的相比，你那時是感到比較憂鬱還是比較不憂鬱？」

　　一旦在憂鬱症嚴重程度上個案回想起某次的轉變，就在適當的月份欄位裡填上 "X"。對於嚴重程度的每個轉變，同樣都要詢問關於持續期間的問題。完成本練習後，用一條線將所有的 "X" 串連起來，就可以清楚看出長期性疾患的臨床病程剖面圖。

註：一旦標訂出重鬱症的嚴重程度是在輕度、中度還是重度，一段時間後憂鬱症強度的減輕，在時間軸線上總是被評為「輕度」。這些期間所代表的是個案經驗到「部分復原」（partial recovery）的時間。如果在症狀嚴重程度有所改變的那些時間點上，個案提到沒有症狀的時間達到八週或更久，那麼應該評為「正常」〔代表從重鬱症之中「完全復

原」（full recovery）〕。

在這點上，我們並不試圖給予某種低落性情感疾患的診斷，除非表格一直是空白的達到兩年或兩年以上，並且從此次較輕微疾病的發作之後的兩年裡並沒有重鬱發作。大多數的雙重憂鬱症個案（先前有低落性情感症，隨後接著一次或多次的重鬱發作）（Keller & Shapiro, 1982, 1984）提到，大約在十五歲左右就初次發作低落性情感症（在方格裡是屬於輕度）。

註：早發型低落性情感疾患在篩檢會談時典型會有的陳述包括：「我總是感覺心情低落」、「有憂鬱的感覺，對我來說是家常便飯」、「從我有記憶以來，我就一直很憂鬱了」等等。約75%早發型低落性情感症個案提到一種隱微的發作模式；也就是，這些個案無法精確指出任何一個造成憂鬱症的促發事件。

這份工作單純粹因為便利而只使用有限的時間區間。將目前的診斷當成用來比較病情嚴重度的一個錨點（anchor-point），心理治療師就可以輕易將這個病程練習的時間區間延伸成個案的一生。

6.如果低落性情感症是本次重鬱發作的一項前兆，因為個案回想起有兩年（或兩年以上）的時間是屬於輕度的憂鬱症，那麼，就要試著精確指出此次較輕微的病情的發作時間。

於雙重憂鬱症個案身上最常發生的其中一種病程模式是，有重複發生的重鬱發作，然後病情在兩次發作期間回到屬於低落性情感症的基礎水準上〔DSM-IV：「兩次發作期間沒有完全緩解」（American Psychiatric Association, 1994, p. 388〕。

7.對於在篩檢會談被診斷為低落性情感疾患的個案（"X"＝嚴重程度為輕度），應該詢問以下的問題：

a.「你有現在這樣的感覺多久了？」

b.「你過去是否曾經有過比現在感覺更憂鬱的情形，或者你的憂鬱曾經在什麼時候變得比較嚴重？」

c.「那是什麼時候？」

d.「當時你這樣的感覺持續多久？」

e.「在那之前，你是否曾經感受過你現在這樣的感受？」

　　如果個案在第一項問題上回答「是的」，並且還經歷到為期兩週或者更長的重鬱發作，那麼時間軸線應該呈現出一個或多個「凹槽」（troughs/dips），以反映出在重鬱發作的病程期間裡，插入了多久時間的低落性情感疾患病程。

 ## 關於重鬱症和低落性情感疾患的 DSM-Ⅳ 診斷準則

在你練習重鬱疾患之病程的診斷和圖示化之前，有必要先回顧關於重鬱症和低落性情感疾患的 DSM-Ⅳ 診斷準則。進行以下的臨床病程練習時，你可以自由地回過頭來參考這些準則。

低落性情感疾患的診斷準則

1. 過去兩年的大多數時間裡感到情緒低落／憂鬱，有這樣感受的日子多於沒有。
2. 過去兩年的大多數時間裡，出現下列症狀裡的兩項（或兩項以上），有這樣症狀的日子多於沒有。
   a. 食慾不好或過度進食
   b. 失眠或嗜睡
   c. 活力偏低或疲累
   d. 低自尊
   e. 難以專注／難以做決定
   f. 無望感
3. 在此疾病的頭兩年期間，並沒有出現重鬱發作。

重鬱疾患的診斷準則

1. 為期兩週的大多數日子裡，幾乎是每一天，出現下列症狀裡的五項（或五項以上）（為了符合此診斷，準則 a 或準則 b 一定要出現其中一項）：

a. 憂鬱的心境

b. 對於所有／幾乎所有活動的興趣／從中體驗到的喜悅，有明顯的減少

c. 過去一個月裡，體重明顯減少／增加5%（不是因為節食／試圖增重的緣故）

d. 失眠或嗜睡

e. 心理動作（psychomotor）方面的遲滯或激躁

f. 疲累／喪失活力

g. 無價值感，或是過度／不適當的罪惡感

h. 思考或專注能力下滑，或是難以決策

i. 重複出現死亡的想法、自殺的念頭、特定的自殺計畫，或特定的自殺嘗試行為

註：有些受訓學員發現，在開始進行這些診斷練習之前另外再複製一些憂鬱症病程工作單，將很有幫助。如果你想要從事額外的練習，將會使用到這些額外複印的練習單。

 憂鬱症病程診斷練習

在開始進行這些練習之前，請先瀏覽下面的練習範例，請將圖3當作一個指南。

範例個案

一位三十八歲女性個案在1999年5月4日接受接案會談，她被診斷為「重鬱症，中度」。因為她有提到，先生鼓勵她向他人求助以改善她的悲傷情緒，所以這名個案在嚴重程度上被評為「中度」。他覺得對她來說，那麼多的時間感覺心情低落並不正常。她也提到自己既沒有錯失任何工作，也沒有在家事上偷懶。

因為接案會談是在1999年5月的時候進行，所以我們先在年份空格裡寫入年份。然後根據從左到右的順序，找到5月的那一欄，並在代表中度之憂鬱症嚴重

指導語

1. 從左到右，並在適當的月份欄位裡填入 "X" 的記號。
2. 寫下目前的年份；從目前的月份開始填寫起。
3. 使用時間軸線 I 來建立本次疾病的長期性病程。
4. 使用時間軸線 II 和 III 畫出一生以來的病程（盡可能地註明「年份」）。

師檢會談診的年份：1999

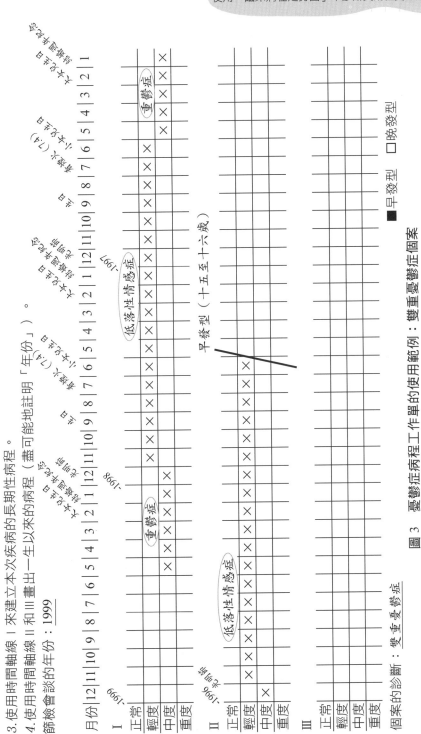

圖 3　憂鬱症病程工作單的使用範例：雙重憂鬱症個案

個案的診斷：雙重憂鬱症

■早發型　□晚發型

早發型（十五至十六歲）

程度的空格裡填入 "X"。

治療師：我想請妳看著這個圖表。讓我們以一個月為單位的方式來記錄那些對妳
　　　　重要的事件。從妳的生日開始。妳生日在幾月份？

個　案：9 月。

治療師：好的，讓我們在代表 9 月的欄位上方寫下「生日」。妳的結婚紀念日是
　　　　在幾月份呢？

個　案：我是在 1984 年 1 月結婚的。

治療師：我會在最上面代表月份的這一行裡三個代表 1 月的欄位，都寫上這個重
　　　　要事件。還有沒有其他什麼重要的日子，好讓我們完成這個特別屬於妳
　　　　的時間軸線？

個　案：我的家人和我總是在每年 7 月 4 日一起到華盛頓特區看煙火表演。光明
　　　　節和我兩個女兒的生日也都是重要的日子。我的大女兒是在 2 月出生，
　　　　小女兒則是 6 月。

治療師：現在請妳（個案）寫下這些事件，這個時間軸線開始變得愈來愈屬於妳
　　　　的樣子了。我認為，這些日期將在我們回溯過去時，幫妳回想起妳當時
　　　　的感受。現在就請妳從現在的時間點往回看看，妳有現在這樣的感覺已
　　　　經多久了？

個　案：讓我想想，我從去年（1998 年）12 月就開始有這樣的感覺了。那是光明
　　　　節，我發現我先生去找另外一個女人。我到現在還不清楚這段不正當的
　　　　感情到底持續多久。他發誓自從我發現之後，就再也沒有和她見面了。
　　　　後來我的一位朋友告訴我，她曾經在某個傍晚看見他們兩人住進一家汽
　　　　車旅館裡。我從那時候開始就一直覺得自己的狀況不好。

治療師：我將會從 1998 年 12 月到現在的這段期間畫上 "X"。妳和我將繼續回
　　　　溯。我想請問妳，這是妳第一次感到憂鬱嗎？我的意思是，在妳於去年
　　　　12 月發現先生有婚外情之前，是否曾經感覺過心情低落或憂鬱？

個　案：有，我一生當中大多數的時間裡都感到憂鬱。〔請記住，這是早發型低
　　　　落性情感症個案其中一項典型的表達。〕

治療師：那麼這次可說是妳一直感覺到的憂鬱心情變得更嚴重了。妳在 1998 年

　　　　　　12 月感到憂鬱之前，妳的另外一種感覺，就是比較不那麼憂鬱的感覺，

　　　　　　持續多久了。

個　案：我只有另外在 1997 年 5 月的時候有過這種壞心情，那時我的女性好友搬

　　　　離了這個城鎮，我因此沒有了親密的朋友。

治療師：那麼可以在「輕度」這一行畫上記號嗎？如果我有錯，請糾正我。如果

　　　　我從 1998 年 11 月到 1997 年 6 月這段時間代表「輕度」的這一行畫上

　　　　"X"，這一串 "X" 有畫出妳的心情歷程嗎？

個　案：是的，這看起來很正確。

治療師：妳的女性好友在 1997 年 5 月搬走了，當時妳的憂鬱就像現在一樣，還是

　　　　比現在更糟？

個　案：大概和現在一樣吧！

治療師：好，我會在 1997 年 5 月這裡代表「中度」的欄位填上一個 "X"。接下

　　　　來想請問妳，這段憂鬱期間持續多久呢？

個　案：大約六個月，從 1996 年 12 月開始。

治療師：我想再請問一次，在女性好友於 1997 年 5 月搬走之前，妳是不是就感到

　　　　了憂鬱？

個　案：從我大約十五歲開始就一直感到憂鬱。我不知道為什麼。我猜那是因為

　　　　我是個虛弱的人。

治療師：我知道這是個很困難的問題，但是從妳十五歲的時候開始到 1997 年 5 月

　　　　變得更為憂鬱的這段時間裡，妳的憂鬱是否變得更糟？

個　案：就我記憶所及是沒有。從我有記憶以來，我就一直很憂愁了。

最後的評論：個案描述一個大家熟知的雙重憂鬱症病程，其中有兩次的重鬱發作。

　　　　　　她目前是處在重鬱發作之中。早發型低落性情感疾患開始於她的青

　　　　　　春期。從兩次重鬱發作裡緩解的期間當中，她回到了原本屬於低落

　　　　　　性情感疾患的基準水平。我們將可預測，如果低落性情感疾患和重

　　　　　　鬱症兩部分都沒有被治療到病情緩解（remission），並且如果兩種

　　　　　　病情都獲得充分緩解之後，沒有讓個案接受持續數年的治療，那麼

　　　　　　她一生當中將會有不斷發作的重鬱症。

　　現在你已經瀏覽了這個練習範例，請試著完成下面的練習，然後看看你的表現如何。這些練習將幫助你學會如何判斷長期性憂鬱症的臨床病程。請仔細地逐字閱讀每項敘述，然後使用病程表畫出個案的憂鬱症病程；然後寫出你的診斷。（只要你想要的話，可以參考前面介紹過的診斷準則和症狀嚴重度評量。）

提醒：症狀嚴重度欄位的評量方式如下：

正常：沒有出現憂鬱症症狀。

輕度：低落性情感症，或是低於發作標準且強度減弱的重鬱發作（major depress-
　　　ive episode）。

中度：經由在工作、家庭和／或社交功能方面有引人注意的損傷程度（如，其
　　　他人都注意到了），而評比出來的重鬱症。

重度：在工作、家庭和／或社交功能方面有重大／明顯的損傷程度（如，真的
　　　錯失工作等等）。

憂鬱症病程診斷練習 1

　　一位二十三歲個案目前符合「重鬱症，中度」的診斷準則，因為他提到沒有
表現出「和我過去在工作上、在家庭上，以及和朋友相處時有過的程度，而且其
他人開始提到我在行為上的改變」。本次診斷會談是在 1998 年 12 月進行。個案
也提到他在過去七個月裡一直感覺到這次的憂鬱，所以治療師決定使用病程工作
單。

治療師：你現在這樣的憂鬱感受已經持續多久了？

個　案：大約有七個月了。在 6 月 5 日我失去了在工廠的工作。

治療師：在你失去工作之前曾經有過這樣的憂鬱感受嗎？

個　案：有，但不像這次的情形。

治療師：在今年 6 月之前，你說有憂鬱感受但不像現在那麼糟。你記得那樣的憂
　　　　鬱感受（就是在你失去工作之前所感受到的狀況）持續多久呢？

個　案：現在從這個時間點開始回溯，是從高中二年級開始。那時我大約十六歲，
　　　　那時是秋天，約 10 月或 11 月左右。當時就只是瞭解到我並不快樂。那
　　　　樣的感覺一直持續到今年 6 月，當時因這個憂鬱症而讓我崩潰了。

治療師：你在十六歲之前，是否曾經注意到自己有情緒低落或不快樂的情形？

個　案：沒有。

治療師：讓我們再來看看從十六歲到現在這段期間的情形。因為你首次注意到大約在十六歲的時候你感到不快樂，那麼你的心情是否曾經好轉到正常狀態一段時間，在這段時間裡，你不再感到心情低落或憂鬱？

個　案：沒有。

治療師：你的憂鬱症在今年 6 月失去工作之前──也就是從你十六歲開始到今年 6 月的這段時間──是否有變得更糟或惡化？

個　案：沒有。

說明：使用下一頁的憂鬱症病程診斷練習表，畫出個案的憂鬱症病程。然後，給個案下一個診斷。（**練習 1 的解答在第 44 頁。**）

指導語

1. 從左到右，並在適當的月份欄位裡填入 "X" 的記號。

2. 寫下目前的年份；從目前的月份開始寫起。

3. 使用時間軸線 I 來建立本次疾病的長期性病程。

4. 使用時間軸線 II 和 III 畫出一生以來的病程（盡可能地註明「年份」）。

篩檢會談的年份：_____

月份 |12|11|10|9|8|7|6|5|4|3|2|1|12|11|10|9|8|7|6|5|4|3|2|1|12|11|10|9|8|7|6|5|4|3|2|1

I
正常
輕度
中度
重度

II
正常
輕度
中度
重度

III
正常
輕度
中度
重度

個案的診斷：_____

□早發型　□晚發型

憂鬱症病程診斷練習表 1

憂鬱症病程診斷練習 2

　　個案是一位三十八歲公共事業工作者，個案告訴治療師：「打從我有記憶以來就開始憂鬱了。」（因為這種型態的評論，治療師開始懷疑在出現一次或多次重鬱發作之前，可能有早發型低落性情感症。）個案被診斷為目前符合「重鬱症，重度」的診斷準則。他說在過去三個月，每週都會錯失工作兩到三次。本次診斷會談是在 1999 年 2 月時進行的。

治療師：你現在這樣的憂鬱感受已經持續多久了？

個　案：大約從 1998 年 6 月開始，那時女友和我分手了——讓我想想，大約有九個月。

治療師：試著回想看看，你在去年 6 月和女友分手之前是否感到憂鬱或心情低落？你那時有沒有感到憂鬱，並且憂鬱的程度是否和現在的一樣？

個　案：是的，我那時心情低落，但沒那麼強烈。

治療師：好的，請再想想看看能否判斷那時的憂鬱持續多久。在去年 6 月的分手事件之前，你覺得那時候的憂鬱感覺持續多久？

個　案：我從大學開始就有那樣的感覺了——從 1982 年 5 月開始。那時我是州立大學四年級學生，我真的心情很低落，就像現在一樣。我也曾在聖誕節的時候和另外一名女友分手，我想一下，那是 1981 年 12 月。我那時真的感到憂鬱足足有六個月，一直到畢業然後進入軍隊。我差一點就無法畢業，因為我蹺了太多的課。我在 1982 年 6 月脫離了這個糟糕的憂鬱狀況。我不知道是怎麼回事，反正我就開始覺得好多了。

治療師：我想再請教一次，與你在 1981 到 1982 年之間比較，嚴重的憂鬱狀況是不是大概就像你現在所感覺到的樣子？

個　案：大致和現在一樣。

治療師：你在 1981 年 12 月之前有感覺到心情低落或憂鬱嗎？

個　案：有的，讓我告訴你，從我有記憶以來就感到心情低落了，不過沒有我現在情況那麼糟糕。這樣的情況一定是從我讀國中的時候開始的（大約十三歲），那時是我第一次感到心情低落。對於我為什麼開始心情低落，

我也不清楚為什麼。

說明：使用下一頁的憂鬱症病程診斷練習表，畫出個案的憂鬱症病程。然後，給
　　　個案下一個診斷。（**練習 2 的解答在第 45 頁。**）

指導語

1. 從左到右，並在適當的月份欄位裡填入 "X" 的記號。
2. 寫下目前的年份；從目前的月份開始填寫起。
3. 使用時間軸線 I 來建立本次疾病的長期性病程。
4. 使用時間軸線 II 和 III 畫出一生以來的病程（盡可能地註明「年份」）。

篩檢會談的年份：＿＿＿＿＿

月份	12	11	10	9	8	7	6	5	4	3	2	1	12	11	10	9	8	7	6	5	4	3	2	1	12	11	10	9	8	7	6	5	4	3	2	1

I
正常
輕度
中度
重度

II
正常
輕度
中度
重度

III
正常
輕度
中度
重度

個案的診斷：＿＿＿＿＿

憂鬱症病程診斷練習表 2

□早發型　□晚發型

憂鬱症病程診斷練習 3

　　一位男性亞裔美國人說他在約二十四歲左右變得憂鬱，當時他接下他的第一份工作，在工程公司上班。他現在是四十二歲。依據進一步的詢問結果，治療師覺得這位個案目前符合「重鬱症，中度」的診斷準則。個案表示他沒有錯失工作，仍舊和友人外出，並且持續是家庭裡的一個重要份子。可是，其他人開始注意到他在心境上的改變，並因而對他有些意見。他就是無法減輕自己的憂鬱症。本次的診斷會談是在 1997 年 4 月進行的。

治療師：你現在這樣憂鬱的感覺已經持續多久了？

個　案：天啊，我從二十四歲開始就這樣感覺了。我在那一年（1979 年）結婚，就在結婚典禮後不久，我便開始感到憂鬱。就在我結婚後，我才瞭解到我還沒有準備好跟一名女性一起生活。我沒約會過幾次。實際上，我的妻子 Carol，是我第一位約會不只一或兩次的女性。我們約會一個月，我就向她求婚了。是的，然後我們結了婚，我這才瞭解到我犯了大錯。我甚至不確定我是否愛她，更不用說想不想跟她一起生活。我就從那時候開始陷入憂鬱的。

治療師：你說你那時二十四歲，結了婚，然後變得憂鬱。現在你往回看，從那時候起，你覺得你那時的憂鬱有和現在一樣嗎？

個　案：從我二十四歲以來就沒有多大的改變。

治療師：讓我換個方式請問你。從你二十四歲開始，你的憂鬱強度是否有過絲毫的改變？也就是說，你是否經歷過一段比較不那麼憂鬱的時期，或者有那麼一段時期你的憂鬱消失無蹤？

個　案：沒有。從我結婚之後就大多都是這樣了。

治療師：在你結婚之前，你是否有過一段時間覺得心情低落或感到憂鬱？

個　案：沒有。

說明：使用下一頁的憂鬱症病程診斷練習表，畫出個案的憂鬱症病程。然後，給個案下一個診斷。（**練習 3 的解答在第 46 頁。**）

指導語

1. 從左到右，並在適當的月份欄位裡填入 "X" 的記號。
2. 寫下目前的年份；從目前的月份開始填寫起。
3. 使用時間軸線 I 來建立本次疾病的長期性病程。
4. 使用時間軸線 II 和 III 畫出一生以來的病程（盡可能地註明「年份」）。

篩檢會談的年份：_____

月份 12|11|10|9|8|7|6|5|4|3|2|1 |12|11|10|9|8|7|6|5|4|3|2|1 |12|11|10|9|8|7|6|5|4|3|2|1

I
正常
輕度
中度
重度

II
正常
輕度
中度
重度

III
正常
輕度
中度
重度

個案的診斷：　　□早發型　□晚發型

憂鬱症病程診斷練習表 3

提醒：症狀嚴重度欄位的評量方式如下：

正常：沒有出現憂鬱症症狀。

輕度：低落性情感症，或是低於發作標準且強度減弱的重鬱發作（major depress-
ive episode）。

中度：經由在工作、家庭和／或社交功能方面有引人注意的損傷程度（如，其
他人都注意到的），而評比出來的重鬱症。

重度：在工作、家庭和／或社交功能方面有顯著／明顯的損傷程度（如，真的
錯失工作等等）。

憂鬱症病程診斷練習 4

個案是位四十五歲的已婚女性。她在篩檢會談時（1999 年 11 月）被診斷為
「重鬱症，輕度」。一個月前，她才從醫院出院（當年 10 月），因為她的憂鬱症
狀已經不那麼嚴重了。住院時，她被診斷為「重鬱症，重度」。1999 年 10 月初，
她因為具有相當威脅性的自殺衝動而被安排住院治療。心理治療師擔憂個案非常
有可能自殺。

治療師：妳一開始感覺心情低落是在什麼時候，就是妳 10 月初住院時那次心情低
落的狀況？

個　案：就在秋天剛開始沒多久的時候──讓我想想，好像是 9 月，當時我的女
兒結婚了。

治療師：妳曾經在今年 9 月以前有過心情低落或感到過憂鬱嗎？

個　案：有的，但不像這次我女兒結婚時我所感覺到的那樣。

治療師：讓我們試著找出妳的憂鬱症歷史。妳提過妳在 9 月之前感覺到心情低落，
但不像妳在女兒結婚後所感覺的那麼糟糕。妳在女兒結婚之前那樣的感
覺持續有多久時間呢？

個　案：今年 2 月以來我就有這樣的感覺了。在那之前，1998 年 8 月，那時我必
須住院治療兩週。我的先生獲得升遷，這表示每個月都得離開城裡一個
禮拜。我覺得沒有他我活不下去。

治療師：現在看看我是否正確瞭解妳的意思。在 1999 年的 2 月到 9 月之間，妳感受到的憂鬱沒有妳今年 10 月住院時的那麼強烈，但是妳覺得今年 1 月時是更為憂鬱的。妳還提到妳的憂鬱症在 1998 年 8 月時變得更糟許多。那麼，在 1998 年 8 月到 1999 年 1 月，你有多憂鬱呢？

個　案：我錯失了許多工作，我不認為我是個非常好的妻子或母親。

治療師：在去年 8 月到今年 1 月的時間裡，妳何時沒有感到憂鬱？

個　案：沒有，我一直都感到憂鬱。

治療師：請妳試著回想在 1998 年 8 月之前妳的感覺如何？妳在這個時間點之前，有感覺到心情低落還是感到憂鬱嗎？

個　案：是的，我的心情低落，但沒有太糟。

治療師：讓我再次請問一個我先前問過的問題。妳這次感到心情低落的時間有多久，也就是從 1998 年 8 月開始回溯？

個　案：有好幾年的時間。我在三十歲的時候住院治療過，那是因為工作上的一些問題。從我那次出院之後，我的憂鬱症從沒復原過。我想我是在 1984 年夏季住院的。

治療師：妳是說妳從 1984 年到 1998 年都一直感到憂鬱，雖然沒有像妳 1984 年夏季住院時的感覺那麼糟糕。

個　案：是的。

治療師：妳第一次注意到自己心情低落、感覺悲哀，是在什麼時候？

個　案：在我二十四歲的時候。1978 年 9 月我和一個男人的關係決裂。我原本已經打算那年要嫁給他。有兩週的時間裡，我除了吃東西之外沒有起床過。因為某些理由，隔一個月之後（該年 10 月），我的憂鬱症變好了，但憂鬱症其實一直都沒有真正離開過。然後，在 1984 年我的狀況又再次變糟。

說明：使用下一頁的憂鬱症病程診斷練習表，畫出個案的憂鬱症病程。然後，給個案下一個診斷。（練習 4 的解答在第 47 頁。）

指導語

1. 從左到右，並在適當的月份欄位裡填入 "X" 的記號。
2. 寫下目前的年份；從目前的月份開始填寫起。
3. 使用時間軸線 I 來建立本次疾病的長期性病程。
4. 使用時間軸線 II 和 III 畫出一生以來的病程（盡可能地註明「年份」）。

晤檢會談的年份：_____

月份|12|11|10| 9 | 8 | 7 | 6 | 5 | 4 | 3 | 2 | 1 |12|11|10| 9 | 8 | 7 | 6 | 5 | 4 | 3 | 2 | 1 |12|11|10| 9 | 8 | 7 | 6 | 5 | 4 | 3 | 2 | 1

I
正常
輕度
中度
重度

II
正常
輕度
中度
重度

III
正常
輕度
中度
重度

個案的診斷：_____

□早發型　□晚發型

憂鬱症病程診斷練習表 4

憂鬱症病程診斷練習 5

一位二十九歲的女性化學家，在 1998 年 7 月被診斷為低落性情感疾患。在初期會談裡，她說：「我一生大多數時間都是這樣。」治療師想要評估在低落性情感症的臨床病程期間，是否有重鬱發作。

治療師：我想請問妳一些關於妳的憂鬱症的問題。妳有現在這樣的感覺多久了？

個　案：上一次我感覺很糟是在 1997 年夏天。我那時二十七歲，我最親近的女友和我之間起了非常嚴重的爭執。我們有六個月的時間彼此不說話。

治療師：妳還記得爭執是發生在 1997 年夏天的哪個日子？並請描述一下妳當時有多憂鬱？

個　案：我記得很清楚，就在 1997 年 6 月，我生日的那一天，我變得十分憂鬱。大約有三個月左右，我不再外出與人互動：我就只待在我的公寓裡。我的體重變輕了一些——大約十磅，我喪失了食慾。我其他的朋友們真的開始擔心起我的狀況，並且告訴我，我應該去找我的醫生好好聊一聊。我照做了，她開給我一些藥物。實際上，藥物對我的憂鬱有幫忙，我到了 9 月開始感覺好多了。雖然我整個憂鬱的情形沒有完全恢復，但最糟的部分卻已經開始好轉了。

治療師：1997 年 6 月之前，妳當時的憂鬱是否和現在的程度一樣？

個　案：從我十九歲開始以來，就有和現在一樣的憂鬱。那時我大二。憂鬱症才剛剛在我身上發作。我不知道為什麼我會開始有這樣的感覺。

治療師：是否和這次妳與女友爭執之後憂鬱病情惡化一樣，在妳大二到 1997 年 6 月之間，妳的憂鬱症也曾經惡化過嗎？

個　案：沒有，一直差不多都是同樣的情形。

治療師：在妳記憶裡，在大二之前是否曾經感到憂鬱過？

個　案：沒有。

說明：使用下一頁的憂鬱症病程診斷練習表，畫出個案的憂鬱症病程。然後，給個案下一個診斷。（練習 5 的解答在第 48 頁。）

指導語

1. 從左到右，並在適當的月份欄位裡填入 "X" 的記號。
2. 寫下目前的年份；從目前的月份開始填寫起。
3. 使用時間軸線 I 來建立本次疾病的長期性病程。
4. 使用時間軸線 II 和 III 畫出一生以來的病程（盡可能地註明「年份」）。

篩檢會談的年份：_____

月份|12|11|10|9|8|7|6|5|4|3|2|1|12|11|10|9|8|7|6|5|4|3|2|1|12|11|10|9|8|7|6|5|4|3|2|1

I

	正常	輕度	中度	重度

II

	正常	輕度	中度	重度

III

	正常	輕度	中度	重度

個案的診斷：_____

憂鬱症病程診斷練習表 5

□早發型　□晚發型

憂鬱症病程診斷練習 6

個案是位五十二歲的建築工人，在 1997 年 2 月的篩檢會談裡被診斷為「低落性情感症」。

治療師：我想要請問幾個關於你的憂鬱症的問題。你現在這樣的感覺有多久了？

個　案：我一輩子都是這樣的感覺。從我目前所能回溯起的記憶開始，我一直都感覺低落。我家真是遭透了。我的父母都是酒鬼，每個禮拜會毆打哥哥和我好幾次。當他們喝醉時，會打得更凶。我以前總認為我出生在一個精神病療養院。我從來沒有帶朋友到家裡附近玩過，因為我好害怕我父母可能會做出什麼事情。爸爸甚至在母親在家時帶其他女人回家。真是可怕極了！我哥哥就遇到了最糟糕的狀況。他甚至受到我應該也曾經遭受過的毆打。有一次在他高中高年級的時候，他告訴父親不能帶外面的女人回家，我父親向他揮拳。我哥身體一沉，然後出拳著實地打中父親的下顎。他們兩個從那之後再沒有交談過。我哥離開了學校並加入軍隊。

治療師：你的憂鬱強度是否曾經更加低落或惡化達兩週或兩週以上？

個　案：如我所說過的，從我有記憶以來就一直是這樣的感覺。從我幼稚園小班就開始了。我大多數的朋友都叫我「憂傷袋子」（sadsack）。他們知道我有些不對勁。我猜真的就如他們所說得那樣。偶爾在夜晚我一個人的時候，我會希望我有個美滿的家庭，家人們都彼此相愛。我不確定我的家人們是否彼此關愛。

治療師：我還想再請問你一個問題。是否曾經有過一段時間裡，你並沒有感到憂鬱？在這段時間裡，你覺得 OK 而沒有感覺到任何的憂鬱？

個　案：沒有。我十分希望我可以對這個問題回答說「有」……我天生就是一個失敗者。從我出生後，事情一直都很糟糕。我猜在你的眼裡我看起來很憂傷，對不對？

說明：使用下一頁的憂鬱症病程診斷練習表，畫出個案的憂鬱症病程。然後，給個案下一個診斷。（練習 6 的解答在第 49 頁。）

指導語

1. 從左到右，並在適當的月份欄位裡填入 "X" 的記號。
2. 寫下目前的年份；從目前的月份開始填寫起。
3. 使用時間軸線 I 來建立本次疾病的長期性病程。
4. 使用時間軸線 II 和 III 畫出一生以來的病程（盡可能地註明「年份」）。

篩檢會談的年份：＿＿＿＿＿＿＿

月份 |12|11|10|9|8|7|6|5|4|3|2|1|12|11|10|9|8|7|6|5|4|3|2|1|12|11|10|9|8|7|6|5|4|3|2|1

I
正常
輕度
中度
重度

II
正常
輕度
中度
重度

III
正常
輕度
中度
重度

個案的診斷：

□早發型　□晚發型

憂鬱症病程診斷練習表 6

> 提醒：症狀嚴重度欄位的評量方式如下：
>
> 正常：沒有出現憂鬱症症狀。
>
> 輕度：低落性情感症，或是低於發作標準且強度減弱的重鬱發作（major depressive episode）。
>
> 中度：經由在工作、家庭和／或社交功能方面有引人注意的損傷程度（如，其他人都注意到的），而評比出來的重鬱症。
>
> 重度：在工作、家庭和／或社交功能方面有顯著／明顯的損傷程度（如，真的錯失工作等等）。

憂鬱症病程診斷練習 7

　　個案是位四十九歲的男性，離婚五年了，是一家花店的老闆。他在 1999 年 12 月中旬接受診斷會談，他被診斷為「重鬱症，中度」，因為他在近期並沒有錯失工作、仍舊和朋友外出、仍持續和幾位女士約會。他也在診斷會談裡提到，他的好幾位朋友和約會的女伴都曾表示憂心他的狀況，因為他最近不再像他平常的樣子（似乎情緒低落且很少外出）。

治療師：我將請教你幾個有關你的憂鬱的問題。請告訴我，你現在這樣的感受已經有多久了？

個　案：從 1997 年的年中就已經有這樣的感覺——我想，就是那一年的 7 月。

治療師：你是說你的憂鬱症從那個時候開始就差不多一直是這個樣子。

個　案：是的。

治療師：你知道為什麼你會變得憂鬱嗎？

個　案：那時因為生意太差，我幾乎要失去我的花店了。我那時還跟律師諮詢有關破產的事宜。我投入這項事業已經二十五年了。這是我過去一直以來所做的事情，我所知道的就只有這些。如果失去了這家花店，我不知道我將來要做什麼。總之，我就在那個時候變得憂鬱。

治療師：所以你是在 1997 年 7 月變得憂鬱，並從那時起一直憂鬱到現在。

個　案：是的。我的內科醫師給了我一些抗憂鬱藥物，但在服用幾週後就停用了。

　　那些藥物從沒有讓我好過一些。

治療師：在 1997 年 7 月之前，你是否曾經因為憂鬱而苦惱不已，或者你是否曾經有過一段感覺心情低落的時期？

個　案：從來沒有。我一直都是一個非常快樂的人。好多事情都已經變酸走味了。

說明：使用下一頁的憂鬱症病程診斷練習表，畫出個案的憂鬱症病程。然後，給個案下一個診斷。（**練習 7 的解答在第 50 頁。**）

指導語

1. 從左到右，並在適當的月份欄位裡填入 "X" 的記號。
2. 寫下目前的年份；從目前的月份開始填寫起。
3. 使用時間軸線 I 來建立本次疾病的長期性病程。
4. 使用時間軸線 II 和 III 畫出一生以來的病程（盡可能地註明「年份」）。

篩檢會談的年份：_____

月份 |12|11|10|9|8|7|6|5|4|3|2|1|12|11|10|9|8|7|6|5|4|3|2|1|12|11|10|9|8|7|6|5|4|3|2|1

I
正常
輕度
中度
重度

II
正常
輕度
中度
重度

III
正常
輕度
中度
重度

個案的診斷：_____

□早發型　□晚發型

憂鬱症病程診斷練習表 7

憂鬱症病程診斷練習 8

　　個案是一位五十一歲的男性，在 1999 年 5 月的篩檢會談裡被診斷為「重鬱症，中度」。這名個案仍持續在工作、家庭和社交上努力表現，雖然他很快就承認他在這些方面的表現已經不如從前。他的督導曾在上週詢問他是否無恙。督導的評論是：「你看起來不太好──你覺得還好嗎？」

治療師：你這樣的感覺已經有多久了？

個　案：我這樣的感覺從今年 4 月中旬就開始了。

治療師：在你變得像現在一樣憂鬱之前，你會用變得憂鬱來形容你自己嗎？

個　案：會，但情況沒有我現在這麼糟。

治療師：好，讓我們從 4 月中旬開始回溯。4 月中旬時那樣的感覺是持續多久？

個　案：大約兩年，可以回溯到 1997 年的 3 月。我一直都覺得非常憂鬱。實際上，我錯失了好多的工作，而多數的時間都只是待在家裡什麼都沒做。

治療師：從 1997 年 3 月開始回溯，你那時感覺到這種深深的憂鬱有多久的時間？

個　案：大概持續一個月。我的兒子因為酒醉駕駛而被判入獄服刑一週。在這之前，我的家族裡沒有人曾經收到過交通事故傳單。這事件讓我身心交瘁。

治療師：所以，你大約在 1997 年 3 月 1 日變得很憂鬱？

個　案：是的。

治療師：你記得你在 3 月 1 日之前是否曾經感到憂鬱？

個　案：喔，有的！只是不像 3 月 1 日這次那麼糟糕。從我還是一個年輕孩子開始就一直有這樣糟糕的感覺了。我在高中的時候開始感覺情緒低落，而且無法動搖這樣的狀況。

治療師：我想請問你在 1997 年 3 月 1 日與在你高中開始感到情緒低落這兩個狀況之間，你是感覺自己的狀況和 1997 年 3 月那時一樣糟，或是和你現在感覺到的狀況一樣？

個　案：不是，我只是感覺情緒低落而已。狀況一直到了 1997 年才變得很糟，還有從今年 4 月中旬開始到現在。

說明：使用下一頁的憂鬱症病程診斷練習表，畫出個案的憂鬱症病程。然後，給個案下一個診斷。（**練習 8 的解答在第 51 頁。**）

指導語

1. 從左到右，並在適當的月份欄位裡填入 "X" 的記號。
2. 寫下目前的年份；從目前的月份開始寫起。
3. 使用時間軸線 I 來建立本次疾病的長期性病程。
4. 使用時間軸線 II 和 III 畫出一生以來的病程（盡可能地註明「年份」）。

篩檢會談的年份：_____

月份 12|11|10|9|8|7|6|5|4|3|2|1|12|11|10|9|8|7|6|5|4|3|2|1|12|11|10|9|8|7|6|5|4|3|2|1

I
正常
輕度
中度
重度

II
正常
輕度
中度
重度

III
正常
輕度
中度
重度

個案的診斷：_____

憂鬱症病程診斷練習表 8

□早發型　□晚發型

憂鬱症病程診斷練習 9

　　個案是位三十七歲的男性，在 2000 年 1 月接受篩檢會談，他被診斷為「重鬱症，中度」。根據他的督導的說法，這名督導曾經召喚他到她的辦公室裡瀏覽他的年度考績，他在過去六個月的工作表現明顯下降。她想要他為他的憂鬱尋求協助，因為他的工作表現已經受到了影響。顯然他的憂鬱症已經持續六個月以上，所以，心理治療師為他建立一份屬於他的病程時間表。

治療師：像你今日這樣的感受，就是此刻這樣的感受，已經持續有多久了？

個　案：已經超過三年了。我的妻子死於 1996 年 10 月，我一直都沒有從中復原。我們結婚有十二年了。她就是我所期待的全部。我原本以為我們會一起變老並回首一長段滿意的生活。坦白說，我不知道該拿我自己怎麼辦。我有點迷惘了。我不想重新開始約會，雖然我的朋友們一直告訴我，我需要這麼做。我不再去找我的朋友，因為我不喜歡他們這樣嘮叨我。

治療師：你花了長達三十九個月的時間來哀悼老婆的死去。

個　案：我也想過要走出來，但我出來時所做的卻只是一直思念著她，所以我老是破壞了和友人外出的那個夜晚。對我來說，約會根本不值得去做。

治療師：在 1996 年 10 月你的妻子過世之前，你曾有過任何憂鬱方面的問題嗎？

個　案：我總是感到憂鬱。從我有記憶以來就是如此了。在部隊裡，我的同袍都叫我「憂傷袋子」。

治療師：回顧你的憂鬱症歷史，你是否曾經有過一段時間，你感覺那時你的憂鬱症變得更為嚴重，就如同 1996 年 10 月那樣？

個　案：沒有，這就是有史以來最嚴重的時候了。

治療師：你第一次注意到自己感覺悲傷或情緒低落是在什麼時候？

個　案：是在高中的某個時候。我不太記得了。

說明：使用下一頁的憂鬱症病程診斷練習表，畫出個案的憂鬱症病程。然後，給
　　　個案下一個診斷。（練習 9 的解答在第 52 頁。）

指導語

1. 從左到右，並在適當的月份欄位裡填入 "X" 的記號。
2. 寫下目前的年份；從目前的月份開始填寫起。
3. 使用時間軸線 I 來建立本次疾病的長期性病程。
4. 使用時間軸線 II 和 III 畫出一生以來的病程（盡可能地註明「年份」）。

節檢會談的年份：＿＿＿＿＿

月份 |12|11|10|9|8|7|6|5|4|3|2|1|12|11|10|9|8|7|6|5|4|3|2|1|12|11|10|9|8|7|6|5|4|3|2|1

I
正常
輕度
中度
重度

II
正常
輕度
中度
重度

III
正常
輕度
中度
重度

個案的診斷：＿＿＿＿＿

□ 早發型　□ 晚發型

憂鬱症病程診斷練習表 9

憂鬱症病程診斷練習 10

　　個案是一位三十一歲的女性住院個案。她在 1999 年 5 月的時候由一位臨床工作人員診斷為「重鬱症，重度」。心理治療師知道這位個案先前曾經住院治療過兩次，所以便為這名個案繪製病程時間表，以便做出正確的診斷。

治療師：妳這次住院多久了？

個　案：我已經住院三週了。5 月 1 日來的。

治療師：現在讓我們一起來看看妳的憂鬱症，妳是在什麼時候開始有這樣的感覺？

個　案：我因為約會的那位男生而和母親發生一場嚴重的爭執。她罵我是個「蕩
　　　　婦」、「妓女」，還說「妳只不過是個貧窮的白種人（white trash）」。
　　　　她認為我打算交往的那個男人是個不折不扣的懶鬼，還認為我降低了我
　　　　的道德標準來跟他在一起。

治療師：這個爭執是什麼時候發生的？

個　案：4 月中旬。在那之後我變得很憂鬱，我在 5 月 1 日被安排住院治療。那
　　　　時我想要自殺。

治療師：現在讓我們試著回溯一下，在妳和母親起爭執之前，妳有感到憂鬱嗎？

個　案：我一直都會覺得心情低落，但沒有像這次這樣。我的精神科醫師說，我
　　　　總是有一些憂鬱症狀。從我二十三歲開始，就一直服用抗憂鬱藥物到現
　　　　在。

治療師：我從病歷上看到妳在 1998 年 2 月時曾經住院治療。妳那時的狀況和現在
　　　　一樣嗎？還是有所不同呢？

個　案：就像我現在的樣子。在 2 月下旬我出院了，那時我覺得自己有比較好，
　　　　就像我平常的模樣。

治療師：妳知道妳為什麼會變得憂鬱嗎？

個　案：有一天我父親喝醉了，打了我好幾個巴掌。因為我那時正和一位男生約
　　　　會。父親不喜歡這個男生，他命令我不可以再和這個男生見面。在那次
　　　　爭執後我有短暫的憂鬱症狀。隔天我去見了我的醫師，然後他安排我住
　　　　院治療。

治療師：請將記憶拉回到 1998 年 2 月，想想看在妳和父親爭執之前，妳是否曾經情緒低落或感覺到憂鬱？

個　案：有點像是在我這兩次住院之間的間隔時期裡的情形。我覺得有一點心情低落，但沒有那麼糟。我總是覺得有一點心情低落。從我二十三歲第一次住院以來就一直都是如此。讓我想想，大約是在 1991 年 9 月的時候。

治療師：那時妳怎麼了？

個　案：在我住院之前，我的父母和我之間發生一次可怕的爭執。我想要搬到城裡的公寓去住，他們卻要求我住在家裡。他們說我搬到城裡的唯一理由，就是可以和那些男人睡在一起。他們實在是不可理喻。

治療師：在你二十三歲第一次住院之前，妳曾經有過任何憂鬱方面的問題嗎？

個　案：沒有。那是第一次我知道何謂憂鬱症；也就是那時候我開始看精神科醫師，接受藥物治療。我從那時候開始到現在一直都看這位醫師，接受藥物治療。當我出院時總是感覺自己好多了——那次也是如此。

治療師：請看看我對妳的瞭解是否正確。妳第一次感到憂鬱是在 1991 年，那時妳二十三歲。在妳出院時，妳覺得好多了而沒有感到那麼憂鬱，但妳仍有一些憂鬱症狀。然後 1998 年 2 月，妳又再度變得很憂鬱。同樣的，妳出院之後感覺自己好多了，但仍持續覺得有一點心情低落。1999 年 4 月，妳和母親發生另外一次嚴重的爭執，妳又感到很憂鬱。然後今天妳和我坐在這裡。關於妳的憂鬱症歷史，這樣的摘要正確嗎？

個　案：沒錯！

說明：使用下一頁的憂鬱症病程診斷練習表，畫出個案的憂鬱症病程。然後，給個案下一個診斷。（練習 10 的解答在第 53 頁。）

指導語

1. 從左到右，並在適當的月份欄位裡填入 "X" 的記號。
2. 寫下目前的年份；從目前的月份開始填寫起。
3. 使用時間軸線 I 來建立本次疾病的長期性病程。
4. 使用時間軸線 II 和 III 畫出一生以來的病程（盡可能地註明「年份」）。

篩檢會談的年份：_____

月份 |12|11|10|9|8|7|6|5|4|3|2|1|12|11|10|9|8|7|6|5|4|3|2|1|12|11|10|9|8|7|6|5|4|3|2|1

I
正常
輕度
中度
重度

II
正常
輕度
中度
重度

III
正常
輕度
中度
重度

個案的診斷：

憂鬱症病程診斷練習表 10

□早發型　□晚發型

指導語

1. 從左到右，並在適當的月份欄位裡填入 "X" 的記號。
2. 寫下目前的年份；從目前的月份開始填寫起。
3. 使用時間軸線 I 來建立本次疾病的長期性病程。
4. 使用時間軸線 II 和 III 畫出一生以來的病程（盡可能地註明「年份」）。

師檢會談的年份： 1998

月份 12|11|10|9|8|7|6|5|4|3|2|1|12|11|10|9|8|7|6|5|4|3|2|1|12|11|10|9|8|7|6|5|4|3|2|1

-1998（二十三歲）　-1997　-1991

I
正常
輕度（重鬱症）
中度
重度

低落性情感症

II
正常
輕度
中度
重度

III
正常
輕度
中度
重度

個案的診斷：雙重憂鬱症

■ 早發型　□ 晚發型

憂鬱症病程診斷練習 1 解答

指導語

1. 從左到右，並在適當的月份欄位裡填入 "X" 的記號。
2. 寫下目前的年份；從目前的月份開始填寫起。
3. 使用時間軸線 I 來建立本次疾病的長期性病程。
4. 使用時間軸線 II 和 III 畫出一生以來的病程（盡可能地註明「年份」）。

晤談的年份： _____1999_____

月份｜12|11|10|9|8|7|6|5|4|3|2|1|12|11|10|9|8|7|6|5|4|3|2|1|12|11|10|9|8|7|6|5|4|3|2|1

I（三十八歲）　-1999-　-1998-　-1997-

| | 正常 |
| 輕度 |
| 中度 |
| 重度 |

（低落性情感症）

II　-1982-　-1981-

| | 正常 |
| 輕度 |
| 中度 |
| 重度 |

（重鬱症）　（重鬱症）

早發型（十三歲）

III

| | 正常 |
| 輕度 |
| 中度 |
| 重度 |

個案的診斷： 雙重憂鬱症

憂鬱症病程診斷練習 2 解答

■早發型　□晚發型

45

指導語

1. 從左到右，並在適當的月份欄位裡填入 "X" 的記號。
2. 寫下目前的年份；從目前的月份開始填寫起。
3. 使用時間軸線 I 來建立本次疾病的長期性病程。
4. 使用時間軸線 II 和 III 畫出一生以來的長期性病程（盡可能地註明「年份」）。

篩檢會談的年份： 1997

月份｜12｜11｜10｜9｜8｜7｜6｜5｜4｜3｜2｜1｜12｜11｜10｜9｜8｜7｜6｜5｜4｜3｜2｜1｜12｜11｜10｜9｜8｜7｜6｜5｜4｜3｜2｜1

-1997（四十二歲）　-1996　-1979

I　正常　輕度　中度　重度

II　正常　輕度　中度　重度

III　正常　輕度　中度　重度

重鬱症

個案的診斷： 長期性重鬱症

憂鬱症病程診斷練習 3 解答

□早發型　■晚發型

指導語

1. 從左到右，並在適當的月份欄位裡填入 "X" 的記號。
2. 寫下目前的年份；從目前的月份開始填寫起。
3. 使用時間軸線 I 來建立本次疾病的長期性病程。
4. 使用時間軸線 II 和 III 畫出一生以來的病程（盡可能地註明「年份」）。

節檢會談的年份： 1999

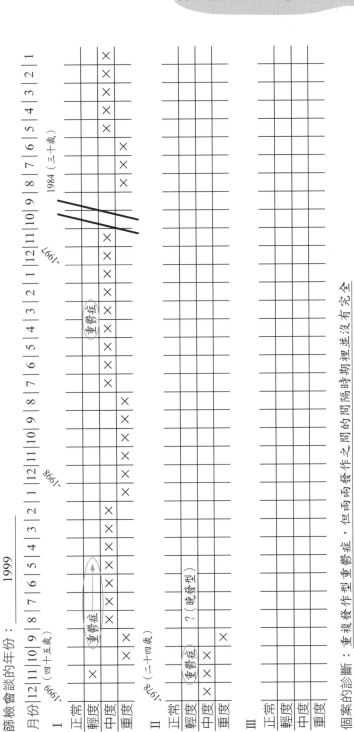

個案的診斷： 重複發作型 重鬱症，但兩次發作之間的間隔時程並沒有完全復元，並且先前也沒有出現過低落性情感症

憂鬱症病程診斷練習 4 解答

□ 早發型　■ 晚發型

指導語

1. 從左到右，並在適當的月份欄位裡填入 "X" 的記號。
2. 寫下目前的年份：從目前的月份開始填寫起。
3. 使用時間軸線 I 來建立本次疾病的長期性病程。
4. 使用時間軸線 II 和 III 畫出一生以來的病程（盡可能地註明「年份」）。

篩檢會談的年份： 1998

月份 | 12|11|10|9|8|7|6|5|4|3|2|1 | 12|11|10|9|8|7|6|5|4|3|2|1 | 12|11|10|9|8|7|6|5|4|3|2|1

1988（二十九歲） ─ 1997 ─ 1996 ─ 1988（十九歲）

I
正常
輕度
中度 ×××××××××××
重度

低落性情感症

重鬱症

II
正常
輕度
中度
重度

III
正常
輕度
中度
重度

憂鬱症病程診斷練習 5 解答

個案的診斷： 雙重憂鬱症

■早發型 □晚發型

指導語

1. 從左到右，並在適當的月份欄位裡填入 "X" 的記號。
2. 寫下目前的年份；從目前的月份開始填寫起。
3. 使用時間軸線 I 來建立本次疾病開始的長期性病程。
4. 使用時間軸線 II 和 III 畫出一生以來的病程（盡可能地註明「年份」）。

篩檢會談的年份：＿＿＿＿ 1997

月份 12|11|10|9|8|7|6|5|4|3|2|1|12|11|10|9|8|7|6|5|4|3|2|1|12|11|10|9|8|7|6|5|4|3|2|1

高中（早發型）

1997（五十二歲）　-1996-　-1995-

I
正常
輕度
中度
重度

II
正常
輕度
中度
重度

III
正常
輕度
中度
重度

個案的診斷：純粹的低落性情感症

憂鬱症病程診斷練習 6 解答

■早發型　□晚發型

指導語

1. 從左到右，並在適當的月份欄位裡填入 "X" 的記號。
2. 寫下目前的年份；從目前的月份開始填寫起。
3. 使用時間軸線 I 來建立本次疾病的長期性病程。
4. 使用時間軸線 II 和 III 畫出一生以來的病程（盡可能地註明「年份」）。

篩檢會談的年份： 1999

月份 12|11|10|9|8|7|6|5|4|3|2|1|12|11|10|9|8|7|6|5|4|3|2|1|12|11|10|9|8|7|6|5|4|3|2|1

-1999-（四十九歲）　　-1998-　　-1997-

I　正常／輕度／中度／重度

II　正常／輕度／中度／重度

III　正常／輕度／中度／重度

重鬱症　　正常　　一生 →

□早發型　■晚發型

憂鬱症病程診斷練習 7 解答

個案的診斷： 長期性 憂鬱症

指導語

1. 從左到右，並在適當的月份欄位裡填入 "X" 的記號。
2. 寫下目前的年份；從目前的月份開始填寫起。
3. 使用時間軸線 I 來建立本次疾病的長期病程。
4. 使用時間軸線 II 和 III 畫出一生以來的病程（盡可能地註明「年份」）。

節檢會談的年份：＿＿1999＿＿

月份|12|11|10|9|8|7|6|5|4|3|2|1|12|11|10|9|8|7|6|5|4|3|2|1|12|11|10|9|8|7|6|5|4|3|2|1

I
正常
輕度
中度
重度

II
正常
輕度
中度
重度

III
正常
輕度
中度
重度

（五十一歲）　-1999　　-1998　　-1997

重鬱症　低落性情感症　早發型低落性情感症（高中）　-1977　-1996

個案的診斷：雙重憂鬱症

憂鬱症病程診斷練習 8 解答

■早發型　□晚發型

指導語

1. 從左到右,並在適當的月份欄位裡填入 "X" 的記號。
2. 寫下目前的年份;從當下的月份開始填寫起。
3. 使用時間軸線 I 來建立本次疾病的長期性病程。
4. 使用時間軸線 II 和 III 畫出一生以來的病程(盡可能地註明「年份」)。

師檢會會談的年份: 2000

月份 12|11|10|9|8|7|6|5|4|3|2|1 ··· 2000(三十七歲) ··· 1999 ··· 1998 ··· 1997 ··· 1996

I　正常／輕度／中度／重度

II　正常／輕度／中度／重度

III　正常／輕度／中度／重度

（標示）重鬱症　　低落性情感症　　早發型低落性情感症（高中）

個案的診斷: 雙重憂鬱症(長期性重鬱症且先前出現過低落性情感症)

憂鬱症病程診斷練習 9 解答

■早發型　□晚發型

52

指導語

1. 從左到右，並在適當的月份欄位裡填入「X」的記號。

2. 寫下目前的年份；從目前的月份開始填寫起。

3. 使用時間軸線 I 來建立本次疾病的長期性病程。

4. 使用時間軸線 II 和 III 畫出一生以來的病程（盡可能地註明「年份」）。

篩檢會談的年份：＿＿＿ 1999

月份 12|11|10|9|8|7|6|5|4|3|2|1|12|11|10|9|8|7|6|5|4|3|2|1|12|11|10|9|8|7|6|5|4|3|2|1

-1999- -1998- -1997-

I
正常
輕度
中度
重度

II
正常
輕度
中度
重度

III
正常
輕度
中度
重度

（三十一歲）
住院
（二十三歲）
重鬱症
一生
強度減弱的重鬱症

憂鬱症病程診斷練習 10 解答

個案的診斷：重複發作型重鬱症，但兩兩發作之間的間隔時期並沒有完全復原（譯註：所以適用於強度減弱的重鬱症發作），並且先前也沒有出現過低落性情感症

□早發型　■晚發型

53

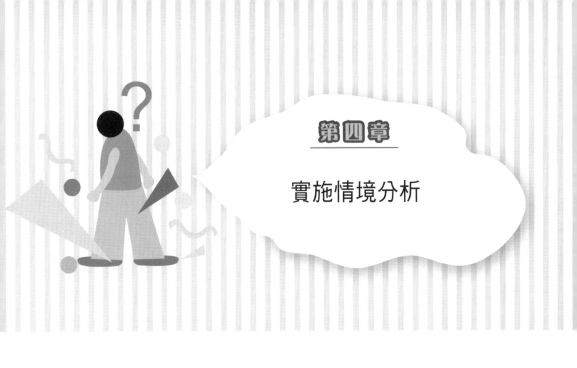

第四章
實施情境分析

第一部
情境分析：引發階段的練習

長期性憂鬱症個案的人際行為嚴重約束了心理治療師的行為：

治療師面對個案時，必須避免採取屬於支配性及接手承擔責任的人際角
色。

治療師的支配性行為具有破壞性，並妨礙長期性憂鬱症個案的改變。在母書
《長期性憂鬱症之診斷與治療技巧》裡，我將此種支配性、承擔責任的風格形容
為治療上的致命因子。長期性個案因為那充滿無助和無望的行為舉止，會在人際
互動之間「拉引」、「誘使」——以及「要求」心理治療師幫他們做原本應由他
們自己完成的份內工作。治療師很容易就不對這些個案抱有期待，結果就是個案
通常沒什麼主動性；相反的，他們會等待治療師告訴他們要做什麼。

「使治療師變得支配」這股拉力也來自長期性個案在人際上的順從特質。支
配性對這類個案之所以具有破壞性的理由是，因為支配性會強化及維持個案的順
應特質、服從特質和無助感。

母書第二部的主要部分是在討論好幾項有助於治療師減少此種風格的策略。尤其是，第六章和第七章介紹了在「治療師守則」和「個案欲達到的表現目標」的架構下進行的情境分析（SA）。有關 SA 的各項規則是必須由個案自己完成作業，而不是治療師。治療師必須順著個案的引領，而不是用力拉或催促個案完成 SA 的每一項步驟。要每一位個案明確知道 SA 最終的表現目標是：「你必須學會能夠在沒有心理治療師的協助下，獨自完成 SA 的每一項步驟。」

有趣的是，你目前正在接受訓練的學員角色，正好類似那些剛開始接受心理治療的個案的角色：你也必須從頭學習 SA。與其只是告訴你要做什麼，我反而打算透過我所提供的答案來溫和地跟隨你（就像我希望你對你的個案所做的那樣），直到你學會了 SA 的各項步驟，並且有自信自己能夠獨自完成這些步驟。本章的另一項目標是，教導你區分出符合標準和低於標準的 SA 表現。

你完成每一項練習之後，將獲得一些回饋。當你覺得我的回饋不夠清楚而仍感疑惑的，請你回頭參考母書（第六章和第七章）。你在這些練習裡針對個案的表現所做的評估，將類似於你日後面對真實個案時，必須由你自己完成的評估。長期性憂鬱症個案投給我們「難以揮擊的球路」，你愈能有技巧地辨識及管理本手冊所投出的困難球路，你將愈能夠辨認出個案的錯誤，並給予有效的回應。

執行 SA 技術時要使用「因應調查問卷」（Coping Survey Questionnaire, CSQ）。在第二節次治療尾聲發給個案多份 CSQ，並指導個案在每一次治療開始之前完成一份 CSQ。然後在使用家庭作業裡的 CSQ 的時候，就可以進行 SA。SA 的每一項步驟都是根據 CSQ 格式，並且在情境分析期間，個案經常要參考自己的 CSQ 紀錄。圖 4 展示了一項 CSQ 表格的範例。

如以上所言，本章的目標是教導你懂得區辨出符合標準和低於標準的表現。引發階段包含六個步驟；類似的練習活動構成了本章的第一部。每項練習讓你有機會針對個案表現的適當性，以及在某些例子裡，則是你自己的表現的適當性，做出符合標準的評估。這些練習會先從簡單的問題開始，然後難度會慢慢增加。

如同第三章，完成每項練習後，請翻閱到有解答的指定頁數。同樣的，如果你不瞭解我的回饋，可以參閱母書的第六章和第七章。

個案：＿＿＿＿＿＿＿＿＿＿＿＿　　治療師：＿＿＿＿＿＿＿＿＿＿＿＿

情境事件的發生日期：＿＿＿＿＿＿＿　　治療時間的日期：＿＿＿＿＿＿＿

說明：請選擇過去一週來，在你人際關係裡發生的一項有問題的或成功的事件，然
　　　後採用下面的格式來描述。請試著填寫問卷的每個部分。你的治療師會在下
　　　節次治療裡的情境分析中協助你。

情境範圍：（　　　）配偶／情侶　　（　　　）小孩　　（　　　）其他家人
　　　　　（　　　）工作／學校　　（　　　）社交場合

步驟一，請描述發生什麼樣的情況。

步驟二，請描述你對於所發生情況的詮釋（你如何「解讀」這個情況？）。

　　　　1.

　　　　2.

　　　　3.

步驟三，請描述當時你做了什麼（你說了什麼／你是怎麼說的）。

步驟四，請描述發生的情況對你產生的影響〔實際的結果（actual outcome, AO）〕。

步驟五，請描述你想要的結果〔渴望的結果（desired outcome, DO）〕

步驟六，有達到渴望的結果嗎？　有＿＿＿　沒有＿＿＿

圖 4　因應調查問卷

步驟一：情境描述

回顧

回顧母書（119-122頁）「執行步驟一的治療師守則」這一節內容，並摘要如下：

1. 向個案說明步驟一的原理（母書 119 頁）。

2. 教導個案描述一項情境事件，要有一個起始點、一個停止點或結束點，以及這兩點之間的故事。

3. 告訴個案該情境是一項有問題的或成功的事件。

4. 教導個案從「觀察者」觀點來描述該事件〔不鼓勵個案加入自己的意見，或是推論該情境裡其他人的動機（讀心術）〕。

5. 結束時，使用個案的語彙來摘要這個情境描述（避免只是複述或使用你自己偏好的語彙）。

回顧母書（122頁）「個案在步驟一欲達到的表現目標」這一節內容，並摘要如下：

1. 用客觀且精簡的方式來描述某個情境事件。

符合標準的情境分析範例

「昨晚我和妻子對於誰要付這個月的帳單而起了爭執。我們開始回頭清算這一年她和我各自付了幾次帳單。然後她說我並未將家務事放在心上。我溫和地回應她，像是『大多數的收入是誰賺的？』因為這句話，我們兩個彼此相視然後笑了出來。然後我將談話焦點轉向誰的行事曆有最多的時間來付這些帳單。我們一起決定我的行事曆是最有彈性的，所以我說那麼就由我來付這些帳單。我們解決了一項困難的爭執，也解決了問

題。就在我們決定由我來付這些帳單時，這個狀況便結束了。」

評語：這個描述有一個清楚的起始點、清楚的停止點／結束點、在這兩點之間一
　　　個連貫的故事，並且這個描述是使用「觀察者語彙」，使治療師得以充分
　　　瞭解個案和他妻子之間的互動。

練習

1. 回答在每個練習最後的各項問題。試著辨認出個案在表現上的錯誤和缺少
   的部分。
2. 如果情境描述有錯誤，請將錯誤寫在空白的欄位裡。
3. 完成每一項練習後，請翻到第 72-78 頁的標準解答，核對你對個案的表現
   所做的評估。

情境描述 1

「我一直都被人們拒絕。沒有什麼事情可以幫得了我。」

回答以下的各項問題：

1. 此描述是否有清楚的起始點？（有／沒有）
2. 此描述是否有清楚的停止點或結束點？（有／沒有）
3. 此描述在起始點和停止點或結束點之間，是否有一個連貫的故事？（有／
   沒有）
4. 此描述是否是從觀察者（行為學語言）觀點來陳述的？（有／沒有）
5. 請簡單列出上述的情境描述裡包含了什麼樣的問題（參考母書 119-122 頁
   的「治療師守則」和「個案的表現目標」）：＿＿＿＿＿＿＿＿＿＿＿＿＿
   ＿＿＿＿＿＿＿＿＿＿＿＿＿＿＿＿＿＿＿＿＿＿＿＿＿＿＿＿＿＿＿＿＿
   ＿＿＿＿＿＿＿＿＿＿＿＿＿＿＿＿＿＿＿＿＿＿＿＿＿＿＿＿＿＿＿＿＿
   ＿＿＿＿＿＿＿＿＿＿＿＿＿＿＿＿＿＿＿＿＿＿＿＿＿＿＿＿＿＿＿＿＿

請核對第 72 頁的標準解答。

情境描述 2

「我這個禮拜過得無聊透了，沒有一件事情像我想要的那樣。」

回答以下的各項問題：

1. 此描述是否有清楚的起始點？（有／沒有）

2. 此描述是否有清楚的停止點或結束點？（有／沒有）

3. 此描述在起始點和停止點或結束點之間，是否有一個連貫的故事？（有／沒有）

4. 此描述是否是從觀察者（行為學語言）觀點來陳述的？（有／沒有）

5. 請簡單列出上述的情境描述裡包含了什麼樣的問題（參考母書 119-122 頁的「治療師守則」和「個案的表現目標」）：＿＿＿＿＿＿＿＿＿＿＿

＿＿＿＿＿＿＿＿＿＿＿＿＿＿＿＿＿＿＿＿＿＿＿＿＿＿＿＿＿＿＿＿＿

請核對第 72 頁的標準解答。

情境描述 3

「我和我的女友在週一晚上一起外出，週二共進晚餐，她週三晚上待在我那裡。這週過得真棒！」

回答以下的各項問題：

1. 此描述是否有清楚的起始點？（有／沒有）

2. 此描述是否有清楚的停止點或結束點？（有／沒有）

3. 此描述在起始點和停止點或結束點之間，是否有一個連貫的故事？（有／沒有）

4. 此描述是否是從觀察者（行為學語言）觀點來陳述的？（有／沒有）

5. 請簡單列出上述的情境描述裡包含了什麼樣的問題（參考母書 119-122 頁的「治療師守則」和「個案的表現目標」）：＿＿＿＿＿＿＿＿＿＿

＿＿＿＿＿＿＿＿＿＿＿＿＿＿＿＿＿＿＿＿＿＿＿＿＿＿＿＿＿＿＿＿＿

請核對第 72 頁的標準解答。

情境描述 4

「這個狀況發生在上星期。我在餐廳遇到一些好友，接著的晚餐真是愉快。每個人都吃得很飽也感覺很棒。」

回答以下的各項問題：

1. 此描述是否有清楚的起始點？（有／沒有）

2. 此描述是否有清楚的停止點或結束點？（有／沒有）

3. 此描述在起始點和停止點或結束點之間，是否有一個連貫的故事？（有／沒有）

4. 此描述是否是從觀察者（行為學語言）觀點來陳述的？（有／沒有）

5. 請簡單列出上述的情境描述裡包含了什麼樣的問題（參考母書 119-122 頁的「治療師守則」和「個案的表現目標」）：＿＿＿＿＿＿＿＿＿

＿＿＿＿＿＿＿＿＿＿＿＿＿＿＿＿＿＿＿＿＿＿＿＿＿＿＿＿＿

請核對第 73 頁的標準解答。

情境描述 5

「我先前到雜貨店買一包糖，買好之後便回到家裡。」

回答以下的各項問題：

1. 此描述是否有清楚的起始點？（有／沒有）

2. 此描述是否有清楚的停止點或結束點？（有／沒有）

3. 此描述在起始點和停止點或結束點之間，是否有一個連貫的故事？（有／沒有）

4. 此描述是否是從觀察者（行為學語言）觀點來陳述的？（有／沒有）

5. 請簡單列出上述的情境描述裡包含了什麼樣的問題（參考母書 119-122 頁的「治療師守則」和「個案的表現目標」）：＿＿＿＿＿＿＿＿

＿＿＿＿＿＿＿＿＿＿＿＿＿＿＿＿＿＿＿＿＿＿＿＿＿＿＿＿＿

請核對第 73 頁的標準解答。

情境描述 6

「上週日我打電話給我那個正在念大學的兒子，我們聊了十五分鐘。我們彼此都沒有說太多話。然後我跟他道再見，並掛上電話。」

回答以下的各項問題：

1. 此描述是否有清楚的起始點？（有／沒有）
2. 此描述是否有清楚的停止點或結束點？（有／沒有）
3. 此描述在起始點和停止點或結束點之間，是否有一個連貫的故事？（有／沒有）
4. 此描述是否是從觀察者（行為學語言）觀點來陳述的？（有／沒有）
5. 請簡單列出上述的情境描述裡包含了什麼樣的問題（參考母書 119-122 頁的「治療師守則」和「個案的表現目標」）：＿＿＿＿＿＿＿

＿＿＿＿＿＿＿＿＿＿＿＿＿＿＿＿＿＿＿＿＿＿＿＿＿＿＿＿＿＿＿

＿＿＿＿＿＿＿＿＿＿＿＿＿＿＿＿＿＿＿＿＿＿＿＿＿＿＿＿＿＿＿

＿＿＿＿＿＿＿＿＿＿＿＿＿＿＿＿＿＿＿＿＿＿＿＿＿＿＿＿＿＿＿

請核對第 73 頁的標準解答。

情境描述 7

「昨天晚上我終於告訴我的室友，關於他老是將衣服丟得公寓裡到處都是的事。我跟他說我不喜歡這樣，並要他開始收拾。他說他會收拾，並為他所造成的髒亂道歉。天啊！這感覺真是太棒了！」

回答以下的各項問題：

1. 此描述是否有清楚的起始點？（有／沒有）
2. 此描述是否有清楚的停止點或結束點？（有／沒有）
3. 此描述在起始點和停止點或結束點之間，是否有一個連貫的故事？（有／沒有）
4. 此描述是否是從觀察者（行為學語言）觀點來陳述的？（有／沒有）

5.請簡單列出上述的情境描述裡包含了什麼樣的問題（參考母書 119-122 頁的「治療師守則」和「個案的表現目標」）：＿＿＿＿＿＿＿＿

＿＿＿＿＿＿＿＿＿＿＿＿＿＿＿＿＿＿＿＿＿＿＿＿＿

＿＿＿＿＿＿＿＿＿＿＿＿＿＿＿＿＿＿＿＿＿＿＿＿＿

＿＿＿＿＿＿＿＿＿＿＿＿＿＿＿＿＿＿＿＿＿＿＿＿＿

＿＿＿＿＿＿＿＿＿＿＿＿＿＿＿＿＿＿＿＿＿＿＿＿＿

請核對第 74 頁的標準解答。

情境描述 8

「我希望我對自己有自信，就像是當我必須在辦公室同仁面前報告一樣。我總是害怕我會搞砸，我只是希望我可以有自信一點。我老是想著在一群人面前說話的情形，我害怕得要死。」

回答以下的各項問題：

1.此描述是否有清楚的起始點？（有／沒有）

2.此描述是否有清楚的停止點或結束點？（有／沒有）

3.此描述在起始點和停止點或結束點之間，是否有一個連貫的故事？（有／沒有）

4.此描述是否是從觀察者（行為學語言）觀點來陳述的？（有／沒有）

5.請簡單列出上述的情境描述裡包含了什麼樣的問題（參考母書 119-122 頁的「治療師守則」和「個案的表現目標」）：＿＿＿＿＿＿＿

＿＿＿＿＿＿＿＿＿＿＿＿＿＿＿＿＿＿＿＿＿＿＿＿＿

＿＿＿＿＿＿＿＿＿＿＿＿＿＿＿＿＿＿＿＿＿＿＿＿＿

＿＿＿＿＿＿＿＿＿＿＿＿＿＿＿＿＿＿＿＿＿＿＿＿＿

＿＿＿＿＿＿＿＿＿＿＿＿＿＿＿＿＿＿＿＿＿＿＿＿＿

請核對第 74 頁的標準解答。

情境描述 9

「我這週變成了倒楣鬼。沒有一件事情順利進行。我和辦公室同仁發生爭執，我的老闆和我發生口角，我的女友生我的氣。我很高興星期五終於過去了，這是我辭職的時刻。我飛奔離開辦公室，跑到一家酒吧裡。」

回答以下的各項問題：

1. 此描述是否有清楚的起始點？（有／沒有）

2. 此描述是否有清楚的停止點或結束點？（有／沒有）

3. 此描述在起始點和停止點或結束點之間，是否有一個連貫的故事？（有／沒有）

4. 此描述是否是從觀察者（行為學語言）觀點來陳述的？（有／沒有）

5. 請簡單列出上述的情境描述裡包含了什麼樣的問題（參考母書 119-122 頁的「治療師守則」和「個案的表現目標」）：＿＿＿＿＿＿＿＿＿

＿＿＿＿＿＿＿＿＿＿＿＿＿＿＿＿＿＿＿＿＿＿＿＿＿＿＿＿＿

＿＿＿＿＿＿＿＿＿＿＿＿＿＿＿＿＿＿＿＿＿＿＿＿＿＿＿＿＿

＿＿＿＿＿＿＿＿＿＿＿＿＿＿＿＿＿＿＿＿＿＿＿＿＿＿＿＿＿

請核對第 74 頁的標準解答。

情境描述 10

「週六時原本想要將壞掉的割草機送到 Sears 維修店。我為汽車加了一些油，然後將割草機送到 Sears 維修店。大約一個小時後便回到家裡。」

回答以下的各項問題：

1. 此描述是否有清楚的起始點？（有／沒有）

2. 此描述是否有清楚的停止點或結束點？（有／沒有）

3. 此描述在起始點和停止點或結束點之間，是否有一個連貫的故事？（有／沒有）

4. 此描述是否是從觀察者（行為學語言）觀點來陳述的？（有／沒有）

5.請簡單列出上述的情境描述裡包含了什麼樣的問題（參考母書 119-122 頁
的「治療師守則」和「個案的表現目標」）：＿＿＿＿＿＿＿＿＿＿

＿＿＿＿＿＿＿＿＿＿＿＿＿＿＿＿＿＿＿＿＿＿＿＿＿＿＿＿＿＿＿＿＿＿

＿＿＿＿＿＿＿＿＿＿＿＿＿＿＿＿＿＿＿＿＿＿＿＿＿＿＿＿＿＿＿＿＿＿

＿＿＿＿＿＿＿＿＿＿＿＿＿＿＿＿＿＿＿＿＿＿＿＿＿＿＿＿＿＿＿＿＿＿

請核對第 75 頁的標準解答。

情境描述 11

「我原本要到某家餐廳和一位男性友人共進午餐，我穿上我最愛的裙子和搭
配的寬鬆上衣。我的頭髮固定成我喜歡的樣子。我戴上項鍊和耳飾，以及一些搭
配的飾件，然後從我的辦公室走到餐廳。我早到了一些，所以我決定散步一會兒，
便走到對街逛逛櫥窗。我花了約十五分鐘瀏覽商品。這些洋裝都是明亮的春天色
系，我真得好喜歡展示出來的那些鞋子，有一家是過季品商店，其中有一些茶几
和我公寓裡的那張茶几很相似。後來我遇到一位鄰居，他和我聊起最近鄰居街坊
的流言蜚語。他告訴我，他和妻子分居了——他甚至暗示他想要約我出去。我雖
然喜歡他，但從來不覺得他很迷人。如果他邀我外出，我必須對他說些什麼。我
不確定我該說些什麼。我猜我在想些什麼。我跟他道再見，之後卻意外遇到我的
猶太教導師。他和我談起猶太教會堂。他問我過去幾星期去了哪裡。我不確定要
跟他說什麼，所以我找了一些藉口。我最後到餐廳去找我的朋友。真是漫長的午
餐，噯～！」

回答以下的各項問題：

1.此描述是否有清楚的起始點？（有／沒有）

2.此描述是否有清楚的停止點或結束點？（有／沒有）

3.此描述在起始點和停止點或結束點之間，是否有一個連貫的故事？（有／
沒有）

4.此描述是否是從觀察者（行為學語言）觀點來陳述的？（有／沒有）

5.請簡單列出上述的情境描述裡包含了什麼樣的問題（參考母書 119-122 頁

的「治療師守則」和「個案的表現目標」）：_____

_____

_____

_____

_____

請核對第 75 頁的標準解答。

情境描述 12

「我這個禮拜沒有發生什麼重要的事情。我只是和幾個人說過話，他們都還不錯。」

回答以下的各項問題：

1. 此描述是否有清楚的起始點？（有／沒有）

2. 此描述是否有清楚的停止點或結束點？（有／沒有）

3. 此描述在起始點和停止點或結束點之間，是否有一個連貫的故事？（有／沒有）

4. 此描述是否是從觀察者（行為學語言）觀點來陳述的？（有／沒有）

5. 請簡單列出上述的情境描述裡包含了什麼樣的問題（參考母書 119-122 頁的「治療師守則」和「個案的表現目標」）：_____

_____

_____

_____

_____

請核對第 75 頁的標準解答。

情境描述 13

「我希望他約我出去。我從早上八點就開始等他打電話給我，等了一整天。他根本沒打，我在晚上十點上床睡覺。我猜他認為我是失敗者。」

回答以下的各項問題：

1. 此描述是否有清楚的起始點？（有／沒有）

2. 此描述是否有清楚的停止點或結束點？（有／沒有）

3. 此描述在起始點和停止點或結束點之間，是否有一個連貫的故事？（有／沒有）

4. 此描述是否是從觀察者（行為學語言）觀點來陳述的？（有／沒有）

5. 請簡單列出上述的情境描述裡包含了什麼樣的問題（參考母書 119-122 頁的「治療師守則」和「個案的表現目標」）：＿＿＿＿＿＿＿

＿＿＿＿＿＿＿＿＿＿＿＿＿＿＿＿＿＿＿＿＿＿＿＿＿＿＿＿＿

＿＿＿＿＿＿＿＿＿＿＿＿＿＿＿＿＿＿＿＿＿

請核對第 76 頁的標準解答。

情境描述 14

「昨晚我和妻子共進晚餐，我們的兒子則是去看電影。然後我們因為兒子先前做過的事情，而起了另外一次爭執。她告訴我，她是如何回應兒子的，而我說她是『蠢蛋』。然後她火大了，就如往常那樣。我不知道為什麼我們會鬧得這麼凶。每次我們聊起事情，最後總是不歡而散。我們兩人離開餐桌，彼此不說話。」

回答以下的各項問題：

1. 此描述是否有清楚的起始點？（有／沒有）

2. 此描述是否有清楚的停止點或結束點？（有／沒有）

3. 此描述在起始點和停止點或結束點之間，是否有一個連貫的故事？（有／沒有）

4. 此描述是否是從觀察者（行為學語言）觀點來陳述的？（有／沒有）

5. 請簡單列出上述的情境描述裡包含了什麼樣的問題（參考母書 119-122 頁的「治療師守則」和「個案的表現目標」）：＿＿＿＿＿＿＿

＿＿＿＿＿＿＿＿＿＿＿＿＿＿＿＿＿＿＿＿＿＿＿＿＿＿＿＿＿

請核對第 76 頁的標準解答。

情境描述 15

「我總是將我試著去做的事情搞得一團糟，這次的狀況就像其他的情形一樣。最後我覺得有些事情很愚蠢。然後其他人又做出錯誤的決定，最後我覺得我又把事情搞砸了。」

回答以下的各項問題：

1. 此描述是否有清楚的起始點？（有／沒有）

2. 此描述是否有清楚的停止點或結束點？（有／沒有）

3. 此描述在起始點和停止點或結束點之間，是否有一個連貫的故事？（有／沒有）

4. 此描述是否是從觀察者（行為學語言）觀點來陳述的？（有／沒有）

5. 請簡單列出上述的情境描述裡包含了什麼樣的問題（參考母書 119-122 頁的「治療師守則」和「個案的表現目標」）：＿＿＿＿＿＿＿

＿＿＿＿＿＿＿＿＿＿＿＿＿＿＿＿＿＿＿＿＿＿＿＿＿＿＿＿

＿＿＿＿＿＿＿＿＿＿＿＿＿＿＿＿＿＿＿＿＿＿＿＿＿＿＿＿

＿＿＿＿＿＿＿＿＿＿＿＿＿＿＿＿＿＿＿＿＿＿＿＿＿＿＿＿

＿＿＿＿＿＿＿＿＿＿＿＿＿＿＿＿＿＿＿＿＿＿＿＿＿＿＿＿

請核對第 76 頁的標準解答。

情境描述 16

「我的男朋友昨晚來我的住處，我們一起看電視。他希望我和他一起上床睡覺，但我沒那個心情。他開始叫我的名字，還說我真是個失敗者。我沒說什麼來為自己辯駁。對於他刻薄的言詞，我只是沉默以對。最後，他告訴我，他要離開了，而他也真的這麼做了。他甚至沒有說晚安。」

回答以下的各項問題：

1. 此描述是否有清楚的起始點？（有／沒有）

2. 此描述是否有清楚的停止點或結束點？（有／沒有）

3. 此描述在起始點和停止點或結束點之間，是否有一個連貫的故事？（有／

沒有）

4. 此描述是否是從觀察者（行為學語言）觀點來陳述的？（有／沒有）

5. 請簡單列出上述的情境描述裡包含了什麼樣的問題（參考母書 119-122 頁的「治療師守則」和「個案的表現目標」）：＿＿＿＿＿＿＿＿＿＿＿

＿＿＿＿＿＿＿＿＿＿＿＿＿＿＿＿＿＿＿＿＿＿＿＿＿＿＿＿＿＿

＿＿＿＿＿＿＿＿＿＿＿＿＿＿＿＿＿＿＿＿＿＿＿＿＿＿＿＿＿＿

＿＿＿＿＿＿＿＿＿＿＿＿＿＿＿＿＿＿＿＿＿＿＿＿＿＿＿＿＿＿

＿＿＿＿＿＿＿＿＿＿＿＿＿＿＿＿＿＿＿＿＿＿＿＿＿＿＿＿＿＿

請核對第 77 頁的標準解答。

情境描述 17

「今天我在校園裡遇到一位一年沒見的老友。我們在上次碰面時起了嚴重的爭執，甚至對彼此生氣，還彼此說了一些很不友善的話。她今天表現特別友善。我認為她的友善是因為她還在生我的氣，我就是知道她還在生氣。我們聊了一下，然後互道再見。我就是知道她還在生我的氣。」

回答以下的各項問題：

1. 此描述是否有清楚的起始點？（有／沒有）

2. 此描述是否有清楚的停止點或結束點？（有／沒有）

3. 此描述在起始點和停止點或結束點之間，是否有一個連貫的故事？（有／沒有）

4. 此描述是否是從觀察者（行為學語言）觀點來陳述的？（有／沒有）

5. 請簡單列出上述的情境描述裡包含了什麼樣的問題（參考母書 119-122 頁的「治療師守則」和「個案的表現目標」）：＿＿＿＿＿＿＿＿＿＿＿

＿＿＿＿＿＿＿＿＿＿＿＿＿＿＿＿＿＿＿＿＿＿＿＿＿＿＿＿＿＿

＿＿＿＿＿＿＿＿＿＿＿＿＿＿＿＿＿＿＿＿＿＿＿＿＿＿＿＿＿＿

＿＿＿＿＿＿＿＿＿＿＿＿＿＿＿＿＿＿＿＿＿＿＿＿＿＿＿＿＿＿

請核對第 77 頁的標準解答。

情境描述 18

「週三那天，老闆和我說話。我先前就知道他對我的計畫案的負面評價，我知道，他認為我只是草率地完成他交代給我去做的計畫案。他給了一些建議來改善我的工作以及加強我的報告。我感覺得出來他裝得過分有禮貌。他實際上想說的是我的工作表現不好。當他說完了他給我的回饋之後，我就離開了他的辦公室。」

回答以下的各項問題：

1. 此描述是否有清楚的起始點？（有／沒有）
2. 此描述是否有清楚的停止點或結束點？（有／沒有）
3. 此描述在起始點和停止點或結束點之間，是否有一個連貫的故事？（有／沒有）
4. 此描述是否是從觀察者（行為學語言）觀點來陳述的？（有／沒有）
5. 請簡單列出上述的情境描述裡包含了什麼樣的問題（參考母書 119-122 頁的「治療師守則」和「個案的表現目標」）：＿＿＿＿＿＿＿＿＿＿

＿＿＿＿＿＿＿＿＿＿＿＿＿＿＿＿＿＿＿＿＿＿＿＿＿＿＿＿＿＿＿＿＿＿

＿＿＿＿＿＿＿＿＿＿＿＿＿＿＿＿＿＿＿＿＿＿＿＿＿＿＿＿＿＿＿＿＿＿

＿＿＿＿＿＿＿＿＿＿＿＿＿＿＿＿＿＿＿＿＿＿＿＿＿＿＿＿＿＿＿＿＿＿

＿＿＿＿＿＿＿＿＿＿＿＿＿＿＿＿＿＿＿＿＿＿＿＿＿＿＿＿＿＿＿＿＿＿

請核對第 77 頁的標準解答。

情境描述 19

「週五下午，同事和我談起我們可以如何解決一項引發所有人爭論不已的辦公室政策所產生的嚴重問題，他的觀點正好和我完全相反。不管我們討論什麼事情，他總是這樣攻擊我。我們對於辦公室政策的最佳應付方式再度起了爭執，並且意見從未達成一致。最後，我們都同意，我們只是在浪費時間來討論這項議題。他走他的陽關道，我走我的獨木橋。」

回答以下的各項問題：

1. 此描述是否有清楚的起始點？（有／沒有）

2. 此描述是否有清楚的停止點或結束點？（有／沒有）

3. 此描述在起始點和停止點或結束點之間，是否有一個連貫的故事？（有／沒有）

4. 此描述是否是從觀察者（行為學語言）觀點來陳述的？（有／沒有）

5. 請簡單列出上述的情境描述裡包含了什麼樣的問題（參考母書 119-122 頁的「治療師守則」和「個案的表現目標」）：＿＿＿＿＿＿＿＿＿＿＿＿＿＿

＿＿＿＿＿＿＿＿＿＿＿＿＿＿＿＿＿＿＿＿＿＿＿＿＿＿＿＿＿＿＿＿＿＿

＿＿＿＿＿＿＿＿＿＿＿＿＿

請核對第 78 頁的標準解答。

情境描述 20

「週六的時候，我得在參加女友的生日宴會之前，到店裡將禮物包裝好。當我取得號碼牌的時候，禮品包裝店就快要打烊了。我詢問其中一位包裝員是否能幫我包裝禮物——我說我將要參加一個宴會，如果禮物沒有包裝好，我就無法出席。我在詢問她的時候看著她的雙眼。然後她將禮物包裝好，看起來美極了。我遞給她五美元小費，然後就去參加宴會了。」

回答以下的各項問題：

1. 此描述是否有清楚的起始點？（有／沒有）

2. 此描述是否有清楚的停止點或結束點？（有／沒有）

3. 此描述在起始點和停止點或結束點之間，是否有一個連貫的故事？（有／沒有）

4. 此描述是否是從觀察者（行為學語言）觀點來陳述的？（有／沒有）

5. 請簡單列出上述的情境描述裡包含了什麼樣的問題（參考母書 119-122 頁的「治療師守則」和「個案的表現目標」）：＿＿＿＿＿＿＿＿＿＿＿＿＿＿

＿＿＿＿＿＿＿＿＿＿＿＿＿＿＿＿＿＿＿＿＿＿＿＿＿＿＿＿＿＿＿＿＿＿

＿＿＿＿＿＿＿＿＿＿＿＿＿

請核對第 78 頁的標準解答。

引發階段步驟一之練習的標準解答

情境描述 1

1.沒有。

2.沒有。

3.沒有。

4.沒有。

5.沒有明確指出事件的時間點。沒有描述其中的故事。沒有特別提到停止點／結束點。也沒有做到從觀察者觀點來描述事件。

情境描述 2

1.沒有。

2.沒有。

3.沒有。

4.沒有。

5.沒有明確指出事件的時間點。沒有描述其中的故事。沒有特別提到停止點／結束點。也沒有做到從觀察者觀點來描述事件。

情境描述 3

1.沒有。

2.沒有。

3.沒有。

4.沒有。

5.沒有明確指出事件的時間點。沒有描述其中的故事。沒有特別提到停止點／結束點。也沒有做到從觀察者觀點來描述事件。

情境描述 4

1. 沒有。

2. 沒有。

3. 沒有。

4. 沒有。

5. 只是間接而不明確地提到事件的時間點。沒有描述其中的故事。沒有特別
   提到停止點／結束點。也沒有做到從觀察者觀點來描述事件。

情境描述 5

1. 有。可是，這樣的描述太過全面，需要治療師很多的推測。

2. 有。

3. 有。〔有故事的「骨架」，但還需要更多的描述。〕

4. 沒有。

5. 因為故事只有骨架，這樣的描述並沒有提供心理治療師關於人際的部分，
   好讓心理治療師得以工作。提供這類故事的個案通常是逃避人際間的交流。
   所以真正的議題是，為什麼逃避？

情境描述 6

1. 有。

2. 有。

3. 沒有。〔這樣的描述只提供了這次交談的骨架，並沒有提到父親和兒子之
   間的交流狀況。〕

4. 有。

5. 個案必須開始更詳細地描述這個情境，這樣治療師才能清楚瞭解這兩人之
   間怎麼了。例如：父親是否試著投入和兒子之間的對話？兒子是否有回應
   或開啟對話？等等。

情境描述 7

1. 有。

2. 有。

3. 有。

4. 有。〔結尾時的主觀陳述是可以接受的，因為我們清楚知道發生什麼狀況，以及這個狀況是怎麼結束的。〕

5. 這個的情境描述是可以接受的。

情境描述 8

1. 沒有。

2. 沒有。

3. 沒有。

4. 沒有。

5. 沒有明確指出事件的時間點。沒有描述其中的故事。沒有特別提到停止點／結束點。也沒有做到從觀察者觀點來描述事件。

情境描述 9

1. 沒有。

2. 有。〔但是這個停止點／結束點沒有內容，或者沒有在此點之前的連續性故事。個案還沒有學會選出一個「時間片段」（slice-of-time），然後根據這個情境來描述這個時間片段。〕

3. 沒有。〔我們有一幅包含好幾項事件且需要修補的拼貼畫。〕

4. 有。〔個案到目前為止是成功的，但仍需要學會選擇其中一項事件，並單獨以此為焦點。〕

5. 沒有明確指出事件的時間點。沒有描述其中的故事。有提到停止點／結束點，但故事缺乏內部一致性而使這個結束點沒有作用。有做到從觀察者觀點來描述事件——可是，同樣的，因為故事缺乏內部一致性，而使來自觀察者觀點的描述變得無效。

情境描述 10

1. 有。〔但其中關於人際互動的訊息很少，使得這個描述無效。〕
2. 有。〔同樣的，只有骨架的描述無助於進行有效的 SA 工作。〕
3. 有。〔理由同上。〕
4. 有。〔理由同上。〕
5. 此種明顯且一致缺乏人際方面的投入，正是分裂型個案（schizoid patients）或其他屬於積極避免與他人互動的個案所具有的特徵。

情境描述 11

1. 有。
2. 有。
3. 沒有。〔這個故事裡充滿許多旁枝末節，都是無關個案和這位男士在餐廳相見時的互動情形。這個描述有太多的訊息了。如果故事是以下列的順序來敘說的，我們將可擁有一個可以用來進行SA的故事：個案出發到餐廳→描述個案和這位男士在午餐時的互動情景→此次會面結束，然後個案離開餐廳。〕
4. 沒有。〔在這個情境描述到處都是個案加入的自己的意見。〕
5. 這個描述雖然有指出事件的時間點，但沒有明顯的故事。沒有從觀察者觀點來描述事件。個案必須學會注意到諸多與此情境有關的細節。

情境描述 12

1. 沒有。
2. 沒有。
3. 沒有。
4. 沒有。
5. 沒有明確指出哪個情境，也缺乏焦點，意謂著個案無法選出一個特定的時間片段來描述。

情境描述 13

1. 有。

2. 有。

3. 沒有。〔這個例子具有教育意義，因為這個例子告訴我們，在 SA 裡應該避免什麼。不要針對沒有發生的事情進行SA。為什麼呢？因為所有的事情都只是推測出來的——這樣的觀點是需要你幫助個案去避免的。個案必須被教導要依據真實世界裡發生的事件，而不是他們想像世界裡的非真實事件。〕

4. 沒有。

5. 焦點放在一個非真實的事件——一個沒有真實發生的事情。

情境描述 14

1. 有。

2. 有。

3. 有。

4. 有。

5. 這項描述符合所有的準則。唯一的問題是內容過度精簡。個案還是必須學會在未來的描述裡更詳盡一點，這樣心理治療師才會更清楚瞭解真實發生的情形。但這是一個好的開始。

情境描述 15

1. 沒有。

2. 沒有。

3. 沒有。〔這個描述很含糊且過於全面性，沒有詳細說明行為的部分，像是「他說了這個，我說了那個，然後發生了這個。」〕

4. 沒有。〔這個描述裡出現相當多對他人的「讀心術」。真正的問題是，我們對互動的另外一方一無所知。教導個案專注在真實事件的細節上。〕

5. 個案試圖將焦點集中在某一段時間上，可是這個嘗試並未成功。這個描述

在每一個考量上都是不恰當的。

情境描述 16

1. 有。
2. 有。
3. 有。
4. 有。
5. 這是一個適當的情境描述，可用於SA。有清楚的起始點和結束點，其中的故事有效描述了互動的情形。也有從一個可接受的觀察者觀點來描述這個故事。

情境描述 17

1. 有。
2. 有。
3. 有。
4. 有／沒有。〔個案必須學會不要使用加入自己意見或讀心術的方式來描述情境。描述事件時的這些特徵都是很容易消除的。〕
5. 除了加入自己意見／讀心術的方式之外，這是一個可用於SA的適當描述。

情境描述 18

1. 有。
2. 有。
3. 有／沒有。〔這名個案在描述裡加入了自己的意見以及讀心術。教導個案集中在事實，而不是推想。這個描述和前一個情境描述一樣，接下來這兩名個案都必須學會以觀察者觀點來描述事件。〕
4. 沒有。〔此時主要的任務是學會從一個觀察者的角度來描述情境。〕
5. 將那些加入到其他可接受的情境描述裡的潤飾消除掉。

情境描述 19

1. 有。〔極佳的起始點。〕
2. 有。〔極佳的停止點／結束點。〕
3. 有。〔兩點之間有極佳的故事。〕
4. 有。〔整個描述都有做到從觀察者觀點出發；沒有加入自己的意見，也沒有讀心術。〕
5. 這是個可接受的情境描述，沒有問題。

情境描述 20

1. 有。〔極佳的起始點。〕
2. 有。〔極佳的停止點／結束點。〕
3. 有。〔兩點之間有極佳的故事。〕
4. 有。〔整個描述都有做到從觀察者觀點出發；沒有加入自己的意見，也沒有讀心術。〕
5. 這是個可接受的情境描述，沒有問題。

步驟二：情境的詮釋

回顧

回顧母書124-132頁「執行步驟二的治療師守則」這一節的內容，摘要如下：

1. 向個案說明步驟二的原理（母書124頁）。

2. 教導個案以一個清晰說明的句子（如，「這表示……」）來建構每一項詮釋。

3. 讓個案自己做這項工作。

4. 使用個案的詞彙重述每一項詮釋。

5. 心理治療師必須瞭解在詮釋裡每一個字彙，如果字彙的意義不清楚，就向個案釐清。

6. 將詮釋的數量限制在三到四個。

7. 在步驟二的尾聲，使用個案的詞彙摘述這份列表。

8. 每一項詮釋必須是相關的（relevant）且正確的（accurate），並且描述該情境裡所發生的情況。（註：實際上執行SA時，此一規則只運用在SA的矯正階段。之所以在這裡提及，是因為你被要求建構出符合「相關且正確的」這項準則的詮釋。）

提醒：因為許多心理治療師接受過Beck認知治療（cognitive therapy, CT）的訓練，需要特別提醒一下，以幫助受訓學員區分「認知信念、態度和自動化想法在 CT 裡所扮演的角色」和「認知方面的各種詮釋在情境分析裡扮演的角色」。在 CT，認知方面的各種構念都是根據它們正確評價（appraise）真實情形的程度來加以評估的。在CT，一項符合實際情形的評價或認知，就是一項有效評估真實情形的評價或認知。

認知詮釋在 SA 所扮演的角色是一種功能性的角色；也就是說，認知詮釋不

是促進就是沒有促進個案達到所渴望的結果。為了具有促進達到所渴望結果的功用，認知詮釋必須符合兩項準則：(1)必須牢牢地紮根在情境事件（相關性）；以及(2)必須正確描述出在該項人際事件裡發生了什麼（正確性）。（譯註：作者在母書和本手冊裡使用「紮根」、「定錨」等字眼，都是在強調治療師要幫助個案在詮釋情境時要緊扣住情境，即作者所提的「相關性」準則。）

回顧母書 133 頁「個案於步驟二欲達到的表現目標」這一節，摘要如下：

1. 個案學會在沒有心理治療師的協助下，自己建構出相關且正確的詮釋。

符合標準的情境詮釋

情境描述

「昨天我開車載著大學室友去上課──我們沒有住在學校裡。我們彼此競爭著，我們當晚爭論誰才是亞特蘭大勇士隊的最佳投手，Greg Maddox 還是 Tom Glavine。我認為是 Maddox，而他認為我是錯的，Glavine 才是最佳投手。我們的爭執愈演愈烈，最後我告訴他：『你實在太愚蠢，根本對棒球一無所知。』他對我非常生氣，然後也對我說了同樣的話。當晚接下來的時間，我們彼此沒有再說話。在去學校的路上，我告訴他，我昨晚說的話實在很愚蠢，並對於那些我說出的話感到抱歉。他也對他昨晚說的話向我道歉。我們到了學校後就各自上課去了。」

詮釋

1.「我實在無法同意我室友的觀點。」

2.「Greg Maddox 投球時無人能敵。」

3.「我真的很生氣。」

4.「我必須因為我說過的話道歉。」

評語：第一項到第三項詮釋有符合相關性（有緊扣情境）和正確性（有描述出該情境發生了什麼）的準則。第四項詮釋是一種通常會導致自我肯定行為的行動式詮釋（action interpretations）。

練習

以下是十種情境的詮釋練習。在每個練習裡：

1. 先閱讀情境描述，然後做出三或四項相關且正確的詮釋。〔註：你將扮演個案的角色。需要提醒的是，你於步驟二期間從個案那裡取得的各項詮釋，非常有可能需要在矯正階段期間加以修正或重新處理（參考母書 154-169 頁）。可是，此處的目標是幫助你學會建構出相關且正確的詮釋。這將幫助你在你開始引出個案的詮釋時，正確辨認出那些符合準則的詮釋。〕

2. 每一個練習都提供了空間，讓你練習做出四種詮釋。你不一定要在每一個練習裡都做出四種詮釋，做出的詮釋也不要超過四個。

3. 請翻到第 90-92 頁的標準解答，以核對你的詮釋。〔註：你建構出的詮釋和我提供的標準詮釋可能有些不同。如果你的詮釋符合相關性和正確性的準則，那麼就是正確的。〕

情境詮釋 1

「昨晚我和先生相處得很不好。一開始我試著告訴他，他又再次透支了我們的支票戶頭。他說：「喔，不！妳又打算痛斥我一頓了！」我則說因為他從來不記下他所開出的票，所以我們老是收支不平衡。他變得真的很生氣，並對我咆哮，還說從現在開始，我得自己去採買所有的日常用品，因為他再也不這麼做了。我沒有回應，也沒有說些其他的事情。我們這次的交談就在我們彼此不說話之中落幕了。」

a. 請寫下你的詮釋：

1. _____

2. _____

3. _____

4. _____

b. 請核對第 90 頁的標準詮釋。你的詮釋有多符合標準詮釋呢？請在下列格線裡精確寫出其中的差異。

_____

_____

我回饋的提問

- 你有沒有用讀心術猜測先生的動機〔這樣總是一種不正確的詮釋：參考母書 132 頁〕？（有／沒有）
- 你所做的任何一項詮釋有沒有過於以偏概全（如，「我們總是這樣子結束我們之間的爭執」等等）〔不正確的詮釋：參考母書 126-128, 132 頁〕？（有／沒有）

情境詮釋 2

「昨晚 Rob 約我外出，他希望我能決定要看什麼電影。我告訴他，我們要看什麼，我都不會介意。他拒絕做決定，而且就因為我不決定要看什麼電影而生氣得嘟起嘴來。我們沒有去看電影，我們待在麥當勞喝咖啡。他告訴我，是我破壞了他這個美好的夜晚。後來我們決定離開麥當勞，把咖啡留在桌上。我們開車回家，他將我留在車道上。我自己一個人走進屋裡和他大吵一下。」

a. 請寫下你的詮釋：

1. _____

2. _____

3. _____

4. _____

b. 請核對第 90 頁的標準詮釋。你的詮釋有多符合標準詮釋呢？請在下列格線裡精確寫出其中的差異。

_____

_____

我回饋的提問

- 你有沒有用讀心術猜測男友的動機／行為？（有／沒有）
- 有沒有哪一項詮釋過於以偏概全？（有／沒有）
- 你的詮釋有沒有描述出這個情境裡發生的情形？（有／沒有）

情境詮釋 3

「週二的時候，工作督導將我叫到她的辦公室裡。這次見面是我進公司後第一次接受每半年一次評估。我的督導在所有的工作項目上給我的評比為『中等』。我認為在好幾種項目上我有更好的表現，我也這麼告訴她了。我有好幾個晚上都工作到很晚，獨自開始好幾項計畫案，而且還好多次都幫忙同事。我的督導對這些事情全然不知，她告訴我，我應該讓她知道才對。她還說，她不會更改原先對我工作表現的評等。我在這份評估上簽名，然後離開她的辦公室。」

a. 請寫下你的詮釋：

　　1.＿＿＿＿＿＿＿＿＿＿＿＿＿＿＿＿＿＿＿＿＿＿＿＿＿＿＿＿

　　2.＿＿＿＿＿＿＿＿＿＿＿＿＿＿＿＿＿＿＿＿＿＿＿＿＿＿＿＿

　　3.＿＿＿＿＿＿＿＿＿＿＿＿＿＿＿＿＿＿＿＿＿＿＿＿＿＿＿＿

　　4.＿＿＿＿＿＿＿＿＿＿＿＿＿＿＿＿＿＿＿＿＿＿＿＿＿＿＿＿

b. **請核對第 90 頁的標準詮釋**。你的詮釋有多符合標準詮釋呢？請在下列格線裡精確寫出其中的差異。

＿＿＿＿＿＿＿＿＿＿＿＿＿＿＿＿＿＿＿＿＿＿＿＿＿＿＿＿＿＿＿＿

＿＿＿＿＿＿＿＿＿＿＿＿＿＿＿＿＿＿＿＿＿＿＿＿＿＿＿＿＿＿＿＿

＿＿＿＿＿＿＿＿＿＿＿＿＿＿＿＿＿＿＿＿＿＿＿＿＿＿＿＿＿＿＿＿

＿＿＿＿＿＿＿＿＿＿＿＿＿＿＿＿＿＿＿＿＿＿＿＿＿＿＿＿＿＿＿＿

情境詮釋 4

「我到 7-11 超商買牛奶。我拿了牛奶並排隊等著結帳，我大概是排第五位。收銀員讓三個人插隊到我前面。我沒有說什麼，只是等著輪到我。最後收銀員收了我的錢的時候，他都沒有問我是不是需要一個袋子來裝一公升瓶裝的牛奶。我拿起零錢和牛奶，然後離開那家超商。」

a. 請寫下你的詮釋：

   1._____

   2._____

   3._____

   4._____

b. 請核對第 90 頁的標準詮釋。你的詮釋有多符合標準詮釋呢？請在下列格線裡精確寫出其中的差異。

   _____

   _____

   _____

   _____

我回饋的提問

• 你是否還覺得很困難？如果有，找出困難在於：_____

   _____

   _____

註：如果你仍舊感到困難，請重新閱讀母書第六章（124-132 頁）。請記住，認知詮釋在 CBASP 裡的功用是幫助個案紮根在該情境上，以及幫助個案正確評估情境裡真正發生的情形。

情境詮釋 5

「某一天吃晚飯的時候，我接到一通電話行銷的電話。一位來自紐約的股票經理人打電話給我。我試著有禮貌結束這通電話，但是他一直詢問我的投資情形，我告訴他，我已經投資了好幾檔股票。他又問我獲得多少年度分紅，我也告訴他了。他告訴我，他可以幫我賺更多錢，我說這個時候我沒有興趣改變我的股票持有情形。他還是一直跟我說話，我沒辦法讓他停止。最後，他告訴我，我是個愚蠢的投資者，然後他就掛上電話了。在我掛上電話之後，我實在對自己感到沮喪且心情低落。」

a. 請寫下你的詮釋：

1.＿＿＿＿＿＿＿＿＿＿＿＿＿＿＿＿＿＿＿＿＿＿＿＿＿＿＿＿＿＿＿＿＿＿＿＿

2.＿＿＿＿＿＿＿＿＿＿＿＿＿＿＿＿＿＿＿＿＿＿＿＿＿＿＿＿＿＿＿＿＿＿＿＿

3.＿＿＿＿＿＿＿＿＿＿＿＿＿＿＿＿＿＿＿＿＿＿＿＿＿＿＿＿＿＿＿＿＿＿＿＿

4.＿＿＿＿＿＿＿＿＿＿＿＿＿＿＿＿＿＿＿＿＿＿＿＿＿＿＿＿＿＿＿＿＿＿＿＿

b. 請核對第 91 頁的標準詮釋。你的詮釋有多符合標準詮釋呢？請在下列格線裡精確寫出其中的差異。

＿＿＿＿＿＿＿＿＿＿＿＿＿＿＿＿＿＿＿＿＿＿＿＿＿＿＿＿＿＿＿＿＿＿＿＿＿

＿＿＿＿＿＿＿＿＿＿＿＿＿＿＿＿＿＿＿＿＿＿＿＿＿＿＿＿＿＿＿＿＿＿＿＿＿

＿＿＿＿＿＿＿＿＿＿＿＿＿＿＿＿＿＿＿＿＿＿＿＿＿＿＿＿＿＿＿＿＿＿＿＿＿

＿＿＿＿＿＿＿＿＿＿＿＿＿＿＿＿＿＿＿＿＿＿＿＿＿＿＿＿＿＿＿＿＿＿＿＿＿

我回饋的提問

- 對於要持續紮根在這個情境〔相關的詮釋〕，你有沒有困難呢？（有／沒有）
- 對於要正確評估情境裡所發生的情形〔正確的詮釋〕，你有沒有困難呢？（有／沒有）

情境詮釋 6

「某天晚上我和一位朋友一起喝啤酒，我們是在一家我常去的的酒吧。他和我總是每件事都可以拿來爭執，那晚當然也不例外。他是一個保守的民主黨黨員，他認為 George W. Bush 有那種行在水面上的風範與擔當（walks on water）——不再有武器管制、反對節育、有誓死必達的決心（the whole nine yards）。我受不了 Bush，我也這麼告訴他。我們對每件事情都意見不同，最後，我們兩個都同意回家的時間到了。他整晚沒有同意過我所說的每一件事情。我們彼此道再見，然後各自踏上歸途。」

a. 請寫下你的詮釋：

  1.＿＿＿＿＿＿＿＿＿＿＿＿＿＿＿＿＿＿＿＿＿＿＿＿＿＿
  2.＿＿＿＿＿＿＿＿＿＿＿＿＿＿＿＿＿＿＿＿＿＿＿＿＿＿
  3.＿＿＿＿＿＿＿＿＿＿＿＿＿＿＿＿＿＿＿＿＿＿＿＿＿＿
  4.＿＿＿＿＿＿＿＿＿＿＿＿＿＿＿＿＿＿＿＿＿＿＿＿＿＿

b. 請核對第 91 頁的標準詮釋。你的詮釋有多符合標準詮釋呢？請在下列格線裡精確寫出其中的差異。

＿＿＿＿＿＿＿＿＿＿＿＿＿＿＿＿＿＿＿＿＿＿＿＿＿＿＿＿＿
＿＿＿＿＿＿＿＿＿＿＿＿＿＿＿＿＿＿＿＿＿＿＿＿＿＿＿＿＿
＿＿＿＿＿＿＿＿＿＿＿＿＿＿＿＿＿＿＿＿＿＿＿＿＿＿＿＿＿
＿＿＿＿＿＿＿＿＿＿＿＿＿＿＿＿＿＿＿＿＿＿＿＿＿＿＿＿＿

情境詮釋 7

「我和妻小在聖誕節早上拜訪了我的父母。然後到了打開放在聖誕樹下的禮物的時候，我的母親要我那三個小孩坐下來，並在不撕壞包裝紙的情形下打開禮物。當孩子們將包裝紙嚴重撕壞的時候，她會認為孩子們太浪費而小題大作。然後她要我每個孩子將所有的垃圾全都丟到一個大

型的垃圾籃子裡，她不要有任何一個垃圾留在地板上。最後我生氣了並告訴她，她的習慣真是愚蠢，並破壞了聖誕節所有的樂趣。我還說，如果她不停止對孩子們小題大作，那我們就會離開。然後她不再對孩子們拆禮物的方式有任何表示。上午接下來的時間裡平安無事。」

a. 請寫下你的詮釋：

　　1.＿＿＿＿＿＿＿＿＿＿＿＿＿＿＿＿＿＿＿＿＿＿＿
　　2.＿＿＿＿＿＿＿＿＿＿＿＿＿＿＿＿＿＿＿＿＿＿＿
　　3.＿＿＿＿＿＿＿＿＿＿＿＿＿＿＿＿＿＿＿＿＿＿＿
　　4.＿＿＿＿＿＿＿＿＿＿＿＿＿＿＿＿＿＿＿＿＿＿＿

b. 請核對第 91 頁的標準詮釋。你的詮釋有多符合標準詮釋呢？請在下列格線裡精確寫出其中的差異。

＿＿＿＿＿＿＿＿＿＿＿＿＿＿＿＿＿＿＿＿＿＿＿＿＿
＿＿＿＿＿＿＿＿＿＿＿＿＿＿＿＿＿＿＿＿＿＿＿＿＿

情境詮釋 8

「10 月 15 日，我那二十二歲大的兒子從 Denver 打電話給我，說他需要一點錢好過到月底。他是大四學生。我問他每個月月初我寄給他的支票，他是怎麼用的。他說他已經花光了。他玩了撲克牌賭局，輸得很慘。我覺得很生氣，開始咒罵他，說他不負責任。然後我開始覺得罪惡感，最後還是問他需要多少錢。他說需要五百美元。我告訴他，今天我會將支票寄給他。我掛上電話後大發雷霆——然後我陷入沮喪之中。」

a. 請寫下你的詮釋：

　　1.＿＿＿＿＿＿＿＿＿＿＿＿＿＿＿＿＿＿＿＿＿＿＿
　　2.＿＿＿＿＿＿＿＿＿＿＿＿＿＿＿＿＿＿＿＿＿＿＿
　　3.＿＿＿＿＿＿＿＿＿＿＿＿＿＿＿＿＿＿＿＿＿＿＿
　　4.＿＿＿＿＿＿＿＿＿＿＿＿＿＿＿＿＿＿＿＿＿＿＿

b. 請核對第 91 頁的標準詮釋。你的詮釋有多符合標準詮釋呢？請在下列格線
裡精確寫出其中的差異。

_____

_____

_____

_____

情境詮釋 9

「昨天我到大賣場去，然後買了好大一籃，裡頭都是我想要買的東西。
我排隊等了十五分鐘，最後來到收銀台。當我帶著大包小包的東西來到
自己的車子，我拿出發票，然後看到有好幾項物品被多收了錢。其中一
項凡士林護唇膏標價 1.19 美元，我卻被收了 11.95 美元。我決定不要再
回到賣場裡排隊等候。開車離開停車場一段距離後，我覺得自己真是不
折不扣的懦夫。」

a. 請寫下你的詮釋：

    1. _____

    2. _____

    3. _____

    4. _____

b. 請核對第 91 頁的標準詮釋。你的詮釋有多符合標準詮釋呢？請在下列格線
裡精確寫出其中的差異。

_____

_____

_____

_____

情境詮釋 10

「我的工作督導就只會給我負面的評語而已，今天他又再次這樣對待我。
我努力將展示品組裝起來，讓他在我拿到大廳之前檢查一下。我認為我
做得非常好，我很驕傲地拿給他看。他仔細地四處檢查，然後告訴我有
個特殊的細節做錯了。他還說，另外有一個是應該包在裡面的小細節，
露在外面了。他告訴我在送出之前要修正好這些錯誤。我帶著「自己的
工作表現糟透了」的感覺走出他的辦公室，我走回我的辦公室去矯正這
項展示品上的錯誤。」

a. 請寫下你的詮釋：

　　1.＿＿＿＿＿＿＿＿＿＿＿＿＿＿＿＿＿＿＿＿＿＿＿＿＿＿＿＿

　　2.＿＿＿＿＿＿＿＿＿＿＿＿＿＿＿＿＿＿＿＿＿＿＿＿＿＿＿＿

　　3.＿＿＿＿＿＿＿＿＿＿＿＿＿＿＿＿＿＿＿＿＿＿＿＿＿＿＿＿

　　4.＿＿＿＿＿＿＿＿＿＿＿＿＿＿＿＿＿＿＿＿＿＿＿＿＿＿＿＿

b. 請核對第 92 頁的標準詮釋。你的詮釋有多符合標準詮釋呢？請在下列格線
裡精確寫出其中的差異。

＿＿＿＿＿＿＿＿＿＿＿＿＿＿＿＿＿＿＿＿＿＿＿＿＿＿＿＿＿＿＿＿＿

＿＿＿＿＿＿＿＿＿＿＿＿＿＿＿＿＿＿＿＿＿＿＿＿＿＿＿＿＿＿＿＿＿

＿＿＿＿＿＿＿＿＿＿＿＿＿＿＿＿＿＿＿＿＿＿＿＿＿＿＿＿＿＿＿＿＿

＿＿＿＿＿＿＿＿＿＿＿＿＿＿＿＿＿＿＿＿＿＿＿＿＿＿＿＿＿＿＿＿＿

引發階段步驟二之練習的標準解答

情境詮釋 1

1. 「我先生因為拒絕澈底處理那些支票而透支了我們的帳戶。」

2. 「我先生生氣了。」

3. 「他不要和我討論關於支票的問題。」

情境詮釋 2

1. 「Rob 希望我決定我們要看哪部電影。」

2. 「我不介意我們要看什麼電影。」

3. 「他很氣我,他的行為就像個被寵壞的小孩。」

情境詮釋 3

1. 「我認為我的評等過低。」

2. 「我從未讓我的工作督導知道我做過的事情。」

3. 「在下一次工作評等之前,我必須讓她知道我做了什麼〔行動式詮釋〕。」

註:參考母書 165-166 頁,關於「行動式詮釋」的介紹,以及行動式詮釋在SA裡扮演的角色。在動員/促進適合當下情境的自我肯定行為時,行動式詮釋是不可或缺的部分。個案首先必須承認,要有自我肯定行為,以便矯正負向的情感狀態,或是輕輕推使該情境往希望的方向,然後據此作為。自我肯定行為有口語和/或非口語的形式。

情境詮釋 4

1. 「收銀員讓其他人插隊到我前面。」

2. 「收銀員不是心甘情願地將物品放到袋子裡。」

情境詮釋 5

1.「我不想和這位股票經理人說話。」

2.「我說了好幾檔我所擁有的股票。」

3.「我不想深談這點。」

4.「他是個粗魯無禮的傢伙。」

情境詮釋 6

1.「我們再次發生爭執。」

2.「我受不了 Bush 以及他所代表的意見。」

3.「我們兩個今晚沒有一件事情是意見一致的。」

情境詮釋 7

1.「這就是回家後的聖誕節早晨。」

2.「我母親太過於掌控我的孩子們。」

3.「我有告訴她讓步一些,將自己放輕鬆一點〔這是一種行動式詮釋〕。」

4.「她有將自己讓步並放鬆一點。」

情境詮釋 8

1.「我兒子想要一些錢。」

2.「他將之前寄給他的錢拿去玩撲克牌。」

3.「他用不負責任的方式花掉了我的錢。」

4.「我決定另外寄給他五百美元。」

情境詮釋 9

1.「我被多收了一些費用。」

2.「這個護唇膏被多收了好多錢。」

3.「我不想要再回去排隊等候。」

情境詮釋 10

1. 「我的工作督導今天給我很負面的回饋。」
2. 「因為他只注意到一些小細節，所以沒有察覺到『事情原本整體的樣子』。」
3. 「在他簽可這項計畫之前，他希望能做些修改。」

關於步驟二之練習的最後提醒

　　這些關於詮釋的練習讓你更清楚瞭解相關的、正確的，以及屬於行動式的各項詮釋在 SA 裡扮演的角色。詮釋代表一種關於「在該情境期間發生了什麼」，以及在行動式詮釋的例子裡，「必須做些什麼才能使該情境朝向某種希望的方向」的「解讀」（reading）。換個方式說，詮釋辨認出當下真正發生的事，而不用主觀判斷或質性歸因（qualitative attributions）的方式來找出當時發生的事（也就是，該事件的善意、惡意、效能、無效、適當、不適當）。步驟二教導個案學會在整個互動之中要「聚焦在當下」（present-focused）、要注意著每個時刻裡的人際變化（moment-to-moment interpersonal fluctuations），以及做出適當的回應。做出相關且正確的詮釋，使個案定錨（anchors）在當下的時刻。

　　這是步驟二之建構和評估工作的一個重要面向，沒有包含在以上各個練習裡，但你將會在 CBASP 工作坊裡學到。詮釋的適當性不只是看一項解讀的相關性和正確性，還要看該解讀是否幫助個案獲得他／她想在該情境裡得到的東西——渴望的結果（DO）。某些 CBASP 心理治療師覺得，最有效的詮釋是那些對於 DO 之獲得有直接幫助的詮釋。在這點上，我比較感興趣的是，你習得了建構出相關且正確之詮釋的能力。稍後，你將學會如何幫助個案評估：對於 DO 之取得（或沒有取得），他們相關且正確的詮釋有多少程度的貢獻。

　　在進行 SA 步驟三之前，我必須對詮釋的建構工作提出最後一點提醒。當我們說明矯正階段步驟二，而且你學會如何修正不符合標準的詮釋的時候，這點就會更清晰。CBASP 從不將詮釋和其位於情境的定位分開，或在考慮詮釋之適當性時不參考「實際的結果」（AO）——行為的後果。如果沒有將步驟二和情境背景

以及實際的結果串連在一起，並且沒有從真實的情境來考量某一特殊解讀的效度
（validity）（如同在 CT 裡所做的）（Beck, Rush, Shaw, & Emery, 1979），我們的
認知行為（cognitive behavior）將會脫離其所產生的後果。我曾和許多受過良好之
傳統 CT 訓練的優秀心理治療師共事過。當他們首次實施 CBASP 時，這些 CT 治
療師很自然會因為從 CT 的觀點來看待步驟二，而使認知上的詮釋輕易地脫離了
實際的結果。CBASP 如此看重人們詮釋事件的方式，其理由在於因為這些對情境
的詮釋直接導致環境方面的後果（即實際的結果）。一旦我們將詮釋看作是一種
獨立的構念，並且在概念上將這些詮釋想成是一種功能失常的信念、態度或自動
化想法（Beck et al., 1979），我們便是冒著「喪失認知行為在環境方面造成的後
果」的風險。

步驟三：情境裡的行為

回顧

回顧母書 134-135 頁「執行步驟三的治療師守則」這一節的內容，摘要如下：

1. 向個案說明步驟三的原理（母書 134-135 頁）。

2. 教導個案學會監督他／她在情境裡的行為，並且持續追蹤那些會導致個案獲得渴望結果的行為。

回顧母書 135 頁「個案於步驟三欲達到的表現目標」這一節的內容，摘要如下：

1. 個案學會將焦點集中在自己那些會獲得渴望結果的行為的相關層面上。

符合標準之行為細節的範例

「週二，我的辦公室同仁用他的收音機收聽滾石電台一整天——從上午八點到下午五點，他一週裡會這麼做好幾次。我無法完成我的工作，因為我無法專心。我想要他關掉收音機。我應該將我內心的想法告訴他，但我卻什麼也沒說。我只是一直沉默而怒不可遏。我一整天都非常生氣，就只是一直想著他有多不貼心。週二下班後，我回家時非常非常的生氣和沮喪。」

行為問題：缺乏「要求同事將收音機關掉、關小聲，或戴耳機聽」的自我肯定行為。

練習

接下來有十項情境行為練習。在每一項練習活動裡：

1. 先閱讀一遍場景，然後精確指出需要處理的行為問題

2. 在完成每一項練習之後，請核對第 102-104 頁的標準解答。

註：很重要的是請記得，在 SA 進行期間，並不會進行行為問題的實際技巧訓練和演練。可是，SA 要達成兩項行為目標：(1)治療師在引發階段步驟三期間，（私下地）精確指出個案的行為問題；(2)治療師在矯正階段步驟二期間，幫助個案鎖定那些獲得渴望的結果所必要的行為。你將在下面這些練習裡完成第一項行為任務。

情境行為 1

「我因為買了五十五分錢的東西，而付給收銀員二十美元面額的紙鈔。收銀員告訴我，因為找零的關係而必須給我十九張一元紙鈔。我看到她的抽屜裡滿是十元和五元。我只是站在那裡看著她算錢，找給我十九張一元紙鈔和一些零錢。那些一元紙鈔我一張也不想要，但我卻只是伸出我的手，然後她給了我那些一元紙鈔和零錢。」

a. 行為問題：

_____

_____

_____

_____

b. 你的行為目標與第 102 頁的標準解答一致嗎？如果沒有，其中有何差別？

_____

情境行為 2

「我的先生告訴我，我煮的晚餐糟透了。他還說我是差勁的廚子。他一直不斷地批評我。我就只是聽著他的咆哮，沒多說什麼。就只是坐在那裡，一點一點地吃著我的食物。我覺得自己是個完全的失敗者。」

a. 行為問題：

_____

_____

_____

b. 你的行為目標與第 102 頁的標準解答一致嗎？如果沒有，其中有何差別？

_____

情境行為 3

「我責備了我的下屬。他犯了一個愚蠢的錯誤，將一位顧客的消費總額計算錯了。他試圖說明哪裡出了差池，以及為什麼他會犯下這個錯誤。我變得更生氣，然後告訴他，如果他再犯這樣的錯誤，我會開除他。他是我最好的推銷員，但我實在氣不過，痛斥他一頓。」

a. 行為問題：

_____

_____

_____

b. 你的行為目標與第102頁的標準解答一致嗎？如果沒有，其中有何差別？

_____

情境汀為 4

「我要求我的先生幫我做一些家事，他卻對我生氣。他告訴我，他不會
幫我做任何事情！他說我應該知道他正在看電視。我沒對他說什麼。當
我要求他幫我忙的時候，他總是這樣回應我。當晚他上床睡覺的時候，
是那麼的窩心，想要和我做愛，就好像什麼事都沒發生過一樣。在我們
辦完事之後，他立刻倒頭大睡。我卻花了好久的時間才睡著。我仍覺得
很受傷。」

a. 行為問題：

_____

_____

_____

b. 你的行為目標與第 102-103 頁的標準解答一致嗎？如果沒有，其中有何差
別？

_____

情境汀為 5

「那是個美好的夜晚，我真的很享受我們共度的時光。她似乎也有同樣
的感覺，我卻不知道該怎麼樣讓事情更進一步。在她的公寓門口，她吻
我，並邀請我進到她的家裡，我卻什麼也沒說，只是杵在那裡想著該怎
麼做。接下來我所說的話是，我度過了美好的時光。指著我轉過身走向
我的車，然後開車離開。我覺得自己真像個傻瓜！」

a. 行為問題：

_____

_____

_____

b. 你的行為目標與第 103 頁的標準解答一致嗎？如果沒有，其中有何差別？

_____

情境行為 6

「上週六晚上，男友和我對於我們要做什麼，起了很大的爭執。我想要先外出吃東西，他想要先去看電影，然後才去吃東西。我做了一些我先前從未做過的事情。我告訴他，當人們不做我想做的事情時，總讓我感到挫折和生氣。我還說我試著改變，並採用不同的做法。然後我說：『聽著，我們去看電影，然後我們可以去找些東西吃。』我的做法還真有用，這個夜晚真是棒極了！然後他約我下週末一同外出，還說在我們做其他事情之前必須先吃東西。」

a. 行為問題：

_____

_____

_____

b. 你的行為目標與第 103 頁的標準解答一致嗎？如果沒有，其中有何差別？

_____

情境行為 7

註：這名個案（男性）每次說話時，和治療師（女性）只有短暫的眼神接觸，他
不是左顧右盼，就是低頭看著地板。

「我的情人昨晚告訴我，我必須更自我肯定一些。她說我從來沒有看著
她。我不知道為什麼她會這麼說。我們才在一家餐廳共進晚餐，我認為
這個晚上還不賴，所以我沒有回答她。我只是聳聳肩，告訴她，我已經
有足夠的自我肯定了。」

a. 行為問題：

_____

_____

_____

_____

b. 你的行為目標與第 103 頁的標準解答一致嗎？如果沒有，其中有何差別？

_____

情境行為 8

註：這名個案只要談到她自己，經常就會笑。每當她想要什麼或真正去要求什麼
的時候，這個模式就特別明顯。

「週一我到洗衣店，將我的上衣送洗，我希望隔天可以取回。店員告訴
我那是不可能的事〔個案說她是笑笑地將自己的要求告訴店員〕。我告
訴她，我馬上就需要這些衣服〔個案說她再次對著店員微笑，並笑著說
這些話〕。店員變得有點沮喪〔個案表示她自己又再次笑著〕，然後告
訴我這些衣服最快也要到週三傍晚才會好。〔個案說她開始生氣但又再
次笑著，然後對店員說，洗衣店的廣告裡說『隔天取件』。店員反駁說：

『就是週三，其他時間不可能』，個案說她又笑了。〕我拿起我的那些上衣然後告訴她：『那就算了！』〔又再一次，她笑著對店員說這些話。〕然後我就離開了那家洗衣店。」

a. 行為問題：

_____

_____

_____

b. 你的行為目標與第 103-104 頁的標準解答一致嗎？如果沒有，其中有何差別？

_____

情境行為 9

「我是我們教會委員會的一員，我們正在研討週日禮拜所需的空間，以便決定我們是否需要擴建聚會場所。最後一次開會時只有少數幾位成員出席。我應該打電話給每個人，提醒他們這次的會議。我告訴出席這次會議的人，我應該打電話給每個人，這次會議出席率低都是我的錯。出席的那些人試著告訴我，打電話提醒大家，並不是我的工作。我只是一直說：『這都是我的錯。』我覺得我需要負起責任。我們就這樣一來一往地在這點上打轉，耗掉了好長一段時間。我一直說著同樣的話，即便他們不同意我的說法，他們一直都沒有能夠說服我。在那次會議裡，我們什麼事情也沒完成。」

a. 行為問題：

_____

_____

_____

b. 你的行為目標與第 104 頁的標準解答一致嗎？如果沒有，其中有何差別？

_____

情境汗為 10

「我告訴我那十歲大的孩子，她的洋裝太短了，她已經穿不下了。她開始和我爭執。事實上，她真的很氣我。我試圖穩住自己，告訴她為什麼我會認為她的洋裝太短，以及為什麼我會認為她那樣穿在社交上是不恰當的所有理由。最後，我告訴她：『就當我剛才什麼也沒說；那些已經不再重要。只要去做妳想做的就好了，穿起妳的短裙上學去！』當她到了學校，我因為她看起來實在是很蠢，而非常氣我自己。」

a. 行為問題：

_____

_____

_____

_____

b. 你的行為目標與第 104 頁的標準解答一致嗎？如果沒有，其中有何差別？

_____

引發階段步驟三之練習的標準解答

情境行為 1

問　　題：缺乏某個受目標導引之焦點的自我肯定行為。

解決之道：個案必須決定出能將其行為聚焦在某種有效的方向上的渴望結果
（DO）。例如，他／她能否請對方找較大面額的鈔票，因為他／
她看到收銀員的抽屜裡有？他／她能不能說出如果這次找錢一定
得用這些一元紙鈔，那麼他／她將到別家商店去買？

情境行為 2

問　　題：不能對先生表現出自我肯定行為。

解決之道：應該將個案一開始的行為反應引導成，將先生傷人的評語對她所
產生的影響回饋給先生知道。然後個案可以有選擇：個案是想要
探求：(1)為什麼先生會想要這樣傷她的心；還是(2)對於明顯的「食
物問題」，先生究竟想做什麼。

情境行為 3

問　　題：缺乏對生氣的控制；對於下屬的問題，缺少受目標引導的行為。

解決之道：在這個案例裡，將焦點集中在幫助個案學會教導下屬比較恰當的
行為，而不是處罰下屬的錯誤行為（如，在總結帳單金額時出
錯），是教導生氣控制的最佳方式。這是一種經常很有效的古老
操作策略。我也會告訴個案，若想在這類情境裡能夠控制自己的
氣憤，就得事先計畫好：我會要求他列出和下屬互動時可能會有
的問題清單，然後我們慢慢想出類似的教導策略。

情境行為 4

問　　題：面對先生時，未能提出自我肯定式的回饋。

解決之道：個案必須學會每當先生用這類評語傷害她時，她能夠立即給予回饋。先生也沒有覺察到，在這樣令人傷心的互動之後要求做愛，是非常不協調的，而且也沒有覺察到在這樣的時刻裡，做愛對個案來說是非常嚴重的人際困擾。先生顯然並未覺察到，他的行為對他的妻子帶來的負面結果。

情境行為 5

問　　題：缺乏受目標導引之焦點的自我肯定行為；缺乏和女性相處的社交技巧（有待確定）。

解決之道：個案必須學會在此情境裡明白指出他想做什麼（這牽涉到DO），然後表達出來讓其他人知道。或許一旦個案能夠以適當的方式告訴這位女性他想要什麼，就不一定要安排進一步的社交技巧訓練。如果和女性的社交互動明顯不適當，就必須開始正式的社交技巧訓練。

情境行為 6

問　　題：沒有問題；個案有適當的表現。

情境行為 7

問　　題：不恰當的人際行為（眼神無法和治療師及其他人接觸）。

解決之道：治療師首先必須教導個案和他／她保持適當的眼神接觸，然後必須將此技能運用到治療室以外的情境。治療師應該針對這樣的行為經常給予回饋，尤其是能保持良好的眼神接觸時。

情境行為 8

問　　題：個案的口語和非口語表達不一致。

解決之道：一個人在試圖認真時卻笑了出來，會傳遞出令人困惑的訊息。笑，一種傳遞以下訊息的非口語表達方式：「這只是淡淡的交流而已，不必太認真看待我。」個案對店員所表達的口語內容是非常認真的。在試圖認真時笑了出來，傳遞出一種衝突又令人迷惑的

訊息——笑出來會抹除這些被認真表達的內容，反之亦然。個案必須學會認真地表達自己的意思，但不要微笑或笑出來。此一行為技巧訓練可以在 SA 完成後的治療時段裡進行。對這類個案來說，他們常常在想要些什麼的時候，難以認真地表達出來。這樣的困難會使他們在想要認真對待的互動裡，表現出非口語的笑容。

情境行為 9

問　　題：無法認真看待他人所表達的意思，並依此來調整自己的行為。

解決之道：個案的 DO 是幫助團體做到一次有生產性的會議。這次會議沒有生產性，DO 也沒有達成，因為個案沒有認真看待團體試圖告訴她的意思。這類個案常常難以認真看待治療師所說的事情，尤其是當治療師所指稱的部分牽涉到他們的某些行為時。要開始訓練的場合就是個案和治療師之間的互動。提出「個案發現很難相信治療師」的實情，以及質疑個案「為什麼會是這樣的狀況」，都將引出在試圖矯正此一問題時必須加以處理的歷史問題。

情境行為 10

問　　題：無法對十歲大的孩子維持有效的行為設限。

解決之道：如同上例，個案可能發現自己很難認真看待自己對於教養上做出的決定。如果是這樣的話，就要去質問為什麼。顯然非常有必要協助個案歸因於她自己在設限上的困難，並試著支持／強化這類行為。這一定不會是輕輕鬆鬆就可做到或是一點壓力也沒有——對待孩子或青少年時，鐵定不是件輕鬆的事！

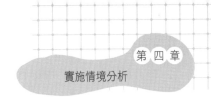
 步驟四：實際的結果

回顧

回顧母書 136-139 頁「執行步驟四的治療師守則」這一節的內容，摘要如下：

1. 向個案說明步驟四的原理（母書 136-137 頁）。

2. 以強調時間且以行為學詞彙來描述的句子，來架構 AO（這樣的表達才能讓觀察者在 AO 發生時看出來）。

3. 不要以情緒語彙來建構 AO。

4. 不要修改個案對 AO 的建構。

5. 讓個案親自完成 AO 的建構。

回顧母書 139-140 頁「個案於步驟四欲達到的表現目標」這一節的內容，摘要如下：

1. 個案學會依據行為學詞彙，以一個句子來建構 AO。

練習

1. 就每一項情境描述，建構一項AO。記住，AO 代表該情境的停止點／結束點。如果該情境描述的呈現方式使你難以建構／無法決定出 AO，那麼就請試著診斷出問題，並寫在以下的空白列裡。

2. 完成每一項練習之後，請翻到第 111-113 頁核對標準解答。

實際的結果 1

「今天早上，我告訴我的鄰居，說他的遊艇停到了我的土地邊界上。我

要求他將遊艇移開我的土地。最後，他說：『好，我會將遊艇移到庭園的另一邊。』然後他將遊艇移開了。」

寫下實際的結果或診斷出問題所在：

_____

_____

你寫出的實際結果和第 111 頁的標準解答一致嗎？ _____

_____

實際的結果 2

「我告訴女房東，我希望如何擺設我的房間。她和我開始討論，我形容了一下我想要如何擺設我的房間。我解釋了一下，我覺得椅子應該放置在哪裡。我跟她說得愈多，我變得愈緊張。她說我對房間擺設的想法很棒，她會將這些想法付諸實現。在這次談話結束的時候，想到我的想法就要實現了，讓我緊張到幾乎難以注意她對我說了些什麼。」

寫下實際的結果或診斷出問題所在：

_____

_____

你寫出的實際結果和第 111 頁的標準解答一致嗎？ _____

_____

實際的結果 3

「我們的大計畫案預計到週五截止，同事們和我在會議室裡進行最後一次討論。Jane 列出她的團隊還沒有完成的步驟，Bill 也同樣列出他的團隊尚未完成的步驟。在輪到我檢討我的團隊進度時，我提出了兩件事情。在我完成報告後，同事們都很滿意我整體的工作表現。這個會議結束後，

我繼續跟 Fred 說話，Fred 和他的團隊完成了他們在這個方案裡負責的部分。他告訴我有關他兒子的事情，還有他們一家人週一晚上去看他兒子的曲棍球比賽情形。他的兒子顯然是該隊的明星球員。我們同意稍後再碰面，喝點啤酒，聊聊曲棍球比賽。」

寫下實際的結果或診斷出問題所在：

_____

_____

你寫出的實際結果和第 111 頁的標準解答一致嗎？ _____

_____

實際的結果 4

「我打電話給 Mary，並邀請她和我週六晚上一起去看歌劇。她說會和我一同去看。那時我高興到話筒幾乎從手上掉下來。我擬定出我去接她的時間。然後我打電話給我最好的朋友，告訴他這個好消息。我們談起了我剛才和 Mary 之間的對話，他說我真是個幸運的傢伙！」

寫下實際的結果或診斷出問題所在：

_____

_____

你寫出的實際結果和第 112 頁的標準解答一致嗎？ _____

_____

實際的結果 5

「我公司的同事和我正從事一件關於新式洛克型飛機新式機翼的計畫。週一早上我們之間的談話經常出現爭執。週二，我們似乎在航空動力學說明書上有了較多的共識，但當天還是以吵架收場──彼此爭執且完全

沒有交集。週三，我們沒說太多話。週五又是另一個衝突的日子。他和我在週五一大早就開始爭執，就這麼持續一整天。到了下午五點，我實在太累了，所以我沒跟 Bill 說再見，就逕自離開辦公室回家了。」

寫下實際的結果或診斷出問題所在：

_____

_____

你寫出的實際結果和第 112 頁的標準解答一致嗎？_____

_____

實際的結果 6

「上週，太太和我談起改裝客廳和書房的事情。我們仔細檢查兩個房間的每一英吋，討論並爭論著什麼是我們想要的，以及什麼是我們不想要的。有時候，我們之間的意見不同看似無法解決。最後一項議題便是我們要將娛樂設備放在書房的哪裡。她想要擺放在北邊牆壁的火爐旁邊，而我則是想要放置在對面的南面牆壁。最後我們達成妥協，將火爐放在書房的中間，四周圍起可以看透的欄杆。這次的討論結束了，我們在每件事情上達成了共識。」

寫下實際的結果或診斷出問題所在：

_____

_____

你寫出的實際結果和第 112 頁的標準解答一致嗎？_____

_____

實際的結果 7

「每當我必須捍衛我的意見時，我總是變得慌亂而不知所措，這點在我

所說的話和其他人的意見有所衝突時尤其明顯。我希望我可以堅持我的立場、感覺有自信，並且說得很合理。在本週開始沒多久，我又掉入另一次這類的狀況裡。我的表妹從西雅圖來拜訪我們，她說她想去看《月亮上的男人》（The Man on the Moon）這部電影。我告訴她：『我最討厭 Andy Kaufman，而且這部電影是我最不想看的電影。』《白宮夜未眠》（American President）同時也在上映中，我說我想看這部片子。我們開始爭執哪一部電影比較好。再一次，我又變得慌亂得不知所措，且沒有信心堅守自己的立場。」

寫下實際的結果或診斷出問題所在：

_____

你寫出的實際結果和第 112-113 頁的標準解答一致嗎？_____

_____

實際的結果 8

「這一週我被國稅局查帳。稽核專員傍晚來到家裡，先生和我坐在餐桌旁，拿出 1998 年我們所有的紀錄和收據。他（逐條）查詢我們已歸檔的納稅紀錄，並做了一些校正。可是，因為我們算錯了 1998 年的總收入，而必須進行兩項或三項重大的校正。這表示我們要補繳 1998 年為數不少的稅額。我們都同意我們要補繳的稅額後，稽核專員感謝我們的時間後便離開了。」

寫下實際的結果或診斷出問題所在：

_____

你寫出的實際結果和第 113 頁的標準解答一致嗎？_____

_____

實際的結果 9

「我最後還是向我的督察伸張我的權益。他指出我在上一篇報告裡所有的錯誤。可是，當初這是一項緊急的要求，他要我將我們部門的銷售資料提報給總裁，並展示在白板上。不像我通常在這樣的狀況裡會出現的抓狂和咆哮，我這次反而採取了不同的方式來回應他對我的報告評語。我告訴他，在時間這麼緊迫的狀況下，我盡了全力去做。他承認並沒有給我足夠的時間來做一個需要精確詳實的工作。」

寫下實際的結果或診斷出問題所在：

_____

_____

你寫出的實際結果和第 113 頁的標準解答一致嗎？_____

_____

實際的結果 10

「我的女友和我昨晚又起了爭執。當我們發生爭執時，我們彼此都不知道該如何解決。她想要出去吃東西，我則想待在家裡煎牛排來吃。在我說出我的想法的時候，聽起來這件事沒什麼大不了，但是到了爭執的尾聲，卻已經變成一個重大的危機事件了。我們彼此惡言相向，並暗指對方所有負面的事情。這個爭執一直都沒有獲得解決，後來我就一肚子氣地回家了。」

寫下實際的結果或診斷出問題所在：

_____

_____

你寫出的實際結果和第 113 頁的標準解答一致嗎？_____

_____

引發階段步驟四之練習的標準解答

實際的結果 1

問題：問題獲得解決。

註：「他將遊艇移開了」這句話正是這個情境的停止點／結束點。因為有從行為
學觀點來陳述，所以旁觀者可以看得出來 AO。個案必須學會採用類似這樣
的方式來建構他們的 AO。停止點愈是清晰，愈容易讓個案看見他們行為的
後果。

實際的結果 2

問題：這名個案必須學會以行為學的詞彙來架構AO。正確的AO或許如下：
「女房東說對房間擺設的想法很棒，她也同意實現這些想法。」要個
案去描述一下在這個情境的尾聲，他們有什麼樣的感覺，以及以行為
學的詞彙來建構 AO，應該是個案可以接受的要求。

註：如果你很疑惑為什麼我們避免在 AO 裡使用情緒性語言，而只從行為層面來
架構 AO，請參考母書 137-138 頁。

實際的結果 3

問題：Phillip 在第一個和會議室裡的會議情形有關的情境事件尾聲，又納入
了另一個情境事件。治療師必須堅持請個案選擇一項情境，並說出該
情境的 AO：「同事們都很滿意我整體的工作表現。」

註：長期性憂鬱個案的焦點通常會從某個主題轉換到另一個主題上。在 SA 裡，
治療師必須教導個案只專注在某個時間片段裡，否則，該情境的行為後果
（AO）將消失在大量的無關訊息裡。

實際的結果 4

問題：就在個案提及他和 Mary 的交談之後，再次從某個情境事件轉移到了
另一個情境事件。正確的 AO 或許是：「Mary 接受了我的邀約，我們
一起規劃了到時候要做什麼。」

註：將焦點集中在和 Mary 的遭遇上是很重要的，其中一項理由是，因為個案的
行為讓他成功邀約到 Mary。如果心理治療師允許個案穿插他和好友之間互動
的情節，那麼個案「邀約成功」的結果可能消失在這個離題的情節裡。運用
機會來強調個案與 Mary 互動時的成功行為，實為一項有效的策略。

實際的結果 5

問題：我們無法決定出 AO，因為在這個情境描述裡包含了好幾個情境。此
時正確的治療方法是要求個案從該週選出一天，仔細描述他和 Bill 之
間的爭執情形。根據我們目前擁有的訊息，選擇哪一天其實都可
以——只要請個案選出其中一天即可。

實際的結果 6

問題：問題獲得解決。

註：請注意從一開始到停止點／結束點（「妻子跟我都同意如何重新裝潢我們的
房子」）的互動過程是多麼曲折迂迴。這通常良好地反映出成熟的個體之間
是如何互動的。相關且正確的詮釋，有助於個案在這些曲折且彼此輪流的互
動期間有良好的依據。如果個案在面對一項嚴重的意見不合時困住了，他們
所擁有的相關且正確的詮釋，經常使他們能夠在該情境的停止點來到時，順
利解決意見不合的情形。

實際的結果 7

問題：這個情境描述沒有停止點／結束點，因此我們無法決定出 AO。我們

不知道個案和表妹之間的爭執是否就是結果，他們有沒有去看電影，或是有另外的結局。治療師必須幫助個案決定出該情境的停止點／結束點，然後建構出一項 AO。

註：切記，要避免「以情緒詞彙來描述 AO」的錯誤（如，「慌亂得不知所措且沒有自信」等等），即便這是個案在這個情境描述裡的最後評語。

實際的結果 8

問題：問題獲得解決。

註：在這個情境描述裡，清楚描述了整個 AO：「我們都同意要補繳的稅額。」

實際的結果 9

問題：問題獲得解決。

註：在這個情境描述裡，清楚描述了這項 AO：「我的督察承認我沒有足夠的時間來準備一個不能有錯誤的工作。」

實際的結果 10

問題：未獲解決的爭執，但結果正確描述了該情境的結束點。

註：這項 AO「這個爭執一直都沒有獲得解決，後來我就一肚子氣地回家了」有從行為學觀點來描述。同樣的，試著請個案描述在該情境的尾聲，他們有什麼樣的感受，個案應該是會接受的，只要 AO 是從行為學的觀點來描述的即可。

步驟五：渴望的結果

回顧

回顧母書 142-149 頁「執行步驟五的治療師守則」這一節的內容，摘要如下：

1. 向個案說明步驟五的原理（母書 142 頁）。

2. 教導個案每個 SA 只建構一項從行為學觀點來充分定義的 DO。

3. 教導個案建構可達成（環境可以／將會遞送／產生的 DO）且切合實際（個案具有產生該項結果的能力）的 DO。

4. 確定你瞭解用來描述 DO 的句子裡的每項字眼。

5. 讓個案自己親手做 DO 的建構工作。

6. 如果 DO 達成了，但是個案（或治療師）仍在口語上／非口語方面上明顯對 DO 感到苦惱，那麼就必須修正 DO。

回顧母書 149-150 頁「個案於步驟五欲達到的表現目標」這一節的內容，摘要如下：

1. 個案學會在每個 SA 建構出一個經過行為學觀點充分定義過的 DO。

2. 個案學會建構出可達成且切合實際的 DO。

練習

以下是十項關於 DO 的練習。在每一項練習裡：

1. 請仔細閱讀每一項情境，然後整體描繪出該情境的 DO ／或是回答有關 DO 的疑問。

2. 在這些情境裡，個案都要讓 DO 和環境有所關連（一個可以達成 vs.不可達成的議題），決定 DO 是否可以達成〔運用母書 144-145 頁有關可達成性（attainability）的準則〕。

3.在完成每一個練習後，請核對第 122-124 頁的標準解答。

渴望的結果 1

「我想要 Jim 帶領我們下次的會議，並且主持會議的進行。前三次會議都是由我擔任主席。Jim 和我談起我擔任主席的情形，我不斷提到我厭倦了擔任此角色，我一直希望他能自願擔任主席。我們回顧下次會議的整個議程，我們一項一項地仔細溫習。Jim 從未表示自願主持該項會議。最後，我們不再討論這個會議，然後走出我們的辦公室。」

個案在此情境的 DO：「我想要 Jim 自願主持我們下一次的會議。」

a. 閱讀過此情境描述後，其 DO 可達成嗎？（是／否）為什麼？

_____

_____

_____

b. 此情境必須再加入什麼，以幫助個案判斷 DO 是否可達成？（請參考母書165-166 頁。）

_____

_____

請核對第 122 頁的標準解答。

渴望的結果 2

「我和父親談過，我要求他在來拜訪 Betty 和我之前，先打電話通知我們。他同意會試著記住要這麼做，但也反問我有必要要這麼做嗎？『畢竟，你們都是我的孩子，』他這麼說道。我解釋說，有時候我們當下不是那麼方便接待訪客，而且 Betty 可能有其他打算，不想要梳妝打扮，或者只是不想在當下接待訪客。他說他瞭解我的意思，他同意下次來的

時候會先打電話通知我們。」

a. 閱讀過此情境描述後，請為此情境建構出一項 DO：

_____

_____

b. 你建構出的 DO 符合「可達成／切合實際」的準則嗎？（請參考母書 144-146
頁）（是／否）

c. 請說明你的理由：

_____

_____

請核對第 122 頁的標準解答。

渴望的結果 3

「我是一支軟式棒球小聯盟隊伍的教練，我要我的球員們將所有的裝備
打包，然後在我們出發去練習之前放到我的車子裡。今天，在我們開始
練習前有個團隊會議。我提醒所有的球員，我要他們在離開球場去找父
母親之前，幫忙將所有的裝備打包。我問他們能不能遵守我的要求，球
員們異口同聲說「好」。當最後一位孩子被父母接回去的時候，所有的
裝備都被打包好了，所有打包好的袋子都被放到我的車子裡。我非常高
興。」

a. 為此情境建構一項切合實際的 DO：

_____

b. 為此情境建構一項可達成的 DO：

_____

請核對第 122 頁的標準解答。

渴望的結果 4

「我們教堂的任務委員會於上週三晚上召開。主要議題是我們今年的任務基金（mission monies）要發送到哪裡。有二十位委員出席，每個人都有自己的意見。我自己的感覺是，這些錢應該發送到最需要的地方。我向成員們提出我決策時的基本原則，我希望成員們能用這項基本原則來做決定。聽完一連串貧困的地點名單後，我提議使用我的決策原則來做決定。成員們覺得這是做出決定的最好方法。然後有人提名在 Appalachia 有一小群教堂有最大的需要，所以任務基金將發送到 Appalachia 的那些教堂。」

a. 請根據此情境描述，為此情境建構出一項切合實際的 DO：

_____

_____

請核對第 122 頁的標準解答。

渴望的結果 5

「我隔壁的鄰居和我討論如何結合我們的聖誕節戶外燈飾，好讓我們兩家的庭院看起來都很棒且有協調的色調。我們兩家的庭院都有很多樹，我們兩家之間彼此接鄰且沒有圍牆隔著。我們討論到，可以將我們白色的燈掛在樹上，他則想要在低矮的灌木叢掛上紅色和綠色的燈。我覺得這個主意聽起來還可以。我們還有一些燈泡串沒有用到，尤其是還有一長串的藍色燈泡。我希望他能建議，我們可以將藍色燈泡串掛在兩家的大門。討論結束時，他從來沒有自願採用我想要的部分。藍色燈泡串和我想要的裝飾方式，就一直都沒有討論到。」

個案在此情境的 DO：「我希望 Phil 能建議，我們可以將藍色燈泡串掛在兩家的大門。」

a. 目前這項 DO 在可達成性方面有什麼樣的問題？

_____

_____

b. 此情境必須再加入什麼，以幫助個案判斷 DO 是否可達成？

_____

_____

c. 根據目前此情境描述，我們並不知道此 DO 是否可達成，所以請為此情境寫下一項切合實際的 DO：

_____

_____

請核對第 123 頁的標準解答。

渴望的結果 6

「當我和先生意見不同時，我從未能夠堅守我的看法。上週日早上又再次發生這樣的情形。他不喜歡我煎的蛋，他還說：『妳是我所知道最差勁的廚子！這些蛋真是糟透了！』他的話深深刺傷了我。我告訴他，我已經試著照他喜歡的方式去煎蛋了。他從不回答我。我離開餐廳，回到臥房，大哭了三十分鐘。」

個案在此情境的 DO：「我希望我的先生不要那樣對待我。」

a. 這項 DO 可達成嗎？（是／否）

b. 請為此情境寫出一項切合實際的 DO：

_____

_____

c. 在個案可以建構出一個切合實際的 DO 之前，必須再加入什麼？

_____

_____

請核對第 123 頁的標準解答。

渴望的結果 7

「我是美式足球隊的四分衛，在某場比賽還剩十秒鐘的時候，我們的隊伍抵達對手的七碼線。我叫了暫停，並跑去和教練討論。我告訴教練，每一次我們使用第三十九號戰術，防線右側便成功擋掉對方左外側的防守組防守線衛（defensive lineman）。每一次我們進行這樣的戰術，我們的進攻組絆鋒（pulling tackle）也都推開了對方防守組左外側線衛。所以我想要再次使用這套戰術，試著取得分數。他想了一下我的計畫，然後告訴我使用第三十九號戰術。我照做了，我們也贏得了最後的勝利。」

a. 請為此情境寫出一項切合實際的 DO：

_____

_____

請核對第 123 頁的標準解答。

渴望的結果 8

「我想去見我研究所經濟學的助教，問問看我可不可以晚幾天才進行期末考試。我告訴她，考試當天我姊姊正好要接受一項重大的脊椎手術。她住在另外一個城市，如果我要過去，我得開好幾個小時的車才能到得了。那麼我得在考試前一天出發，因為手術預定在上午七點半進行。我會一直待到考試那週的週五才會回到學校。我盡可能地將我的理由說清楚。我問她我是否能夠晚幾天接受考試。她告訴我，她沒有這個權限來允許我晚一點接受考試──我最好是直接去跟教授說。」

個案在此情境的 DO：「我希望助教允許我晚一點接受考試。」

a. 根據此情境描述，此項 DO 可達成嗎？（是／否）

b. 此項 DO 要如何修正，才更切合實際？

_____

_____

請核對第 124 頁的標準解答。

渴望的結果 9

「我的右肩旋轉袖肌肉群有嚴重的問題，使我的投球生涯陷入困境。我已經六個月沒有投球了。上週三我去見了我的外科醫師，在我接受完 X 光檢查之後，他檢視了我的傷。他告訴我，我需要動手術，並且將需要一年的時間，才能知道我是否可繼續投球。我沮喪且氣餒地離開了他的辦公室。」

個案在此情境的 DO：「我希望我的肩膀現在是健康的。」

a. 這名個案的 DO 有問題嗎？（是／否）
b. 此項 DO 是不可達成的還是不切實際的？請說明為什麼。

_____

_____

c. 請為此情境建構一項切合實際的 DO：

_____

_____

請核對第 124 頁的標準解答。

渴望的結果 10

「我已經做完了以上十項練習。我想我瞭解如何運用可達成性和切合實際性兩項準則來建構 DO。可是，我發現在我判斷一項 DO 是否恰當之

前，我還是必須停下來思考一下。」

CBASP 受訓學員的 DO：「我希望能夠達到自動地完成此一評估工作（而幾乎不需或完全不用思索）的境界。」

a. 此項 DO 切合實際嗎？（是／否）

b. 對你而言，比較切合實際的 DO 是什麼樣子？請寫下修正過的 DO：

_____

_____

請核對第 124 頁的標準解答。

引發階段步驟五之練習的標準解答

渴望的結果 1

a. 否，在當下的狀況不可行。這名個案從未特別請求 Jim 擔任會議主席。以「間接的暗示」來說服他人總是一項有風險的策略。顯然，Jim 並未自願接下會議主席的角色。

b. 必須穿插一項行動式解讀，像是「我必須問 Jim，是否願意擔任會議主席」，以促進自我肯定行為，並使 DO 更為清晰。然後，也只有如此，個案才會知道他的 DO 是否可達成。（參考母書 165-166 頁。）

渴望的結果 2

a. 「父親同意在他來拜訪我們之前先打電話給我們。」

b. 有符合。

c. 此項 DO 是可達成的，因為父親（環境方面）同意遵守「來訪之前先打個電話」的請求。此項 DO 也可以換成比較切合實際的說法：「我想要求我的父親在來訪之前先打個電話。」依照當前的情勢，「取得父親口頭上的同意」這樣的目標可以使 DO 和環境之間有了關連，而且在這個案例裡，這樣的 DO 是可達成的。

渴望的結果 3

a. 「在出發去練習之前，我想要求球員們將裝備打包好並放到我的車上。」

b. 「我希望整個球隊都同意在離開之前，將裝備打包好並放到我的車上。」

渴望的結果 4

a. 「我想建議任務委員，將我們的基金發送到最有需要的地方。」

渴望的結果 5

a. 這名個案從未告訴他的鄰居，他想要如何使用藍色燈泡串。這是很常見的
情形。長期性個案希望不用要求或是不用明說，其他人就會知道他們想要
的是什麼。因為鄰居並不知道這名個案想要如何使用藍色燈泡，所以此項
DO 沒有達成。

b. 像是「我必須邀請 Phil 將藍色燈泡串掛在他家的前面」這類的行動式詮
釋，之後若是接著一項特定的請求，可能使此項 DO 變成是可達成的。

c. 「我想請 Phil 將他的藍色燈泡串掛在他家門前。」

註：切合實際的諸多 DO 總是那些比較安全的目標且比較容易達成。這些可達成
的 DO 將控制權交到另一個人的手裡，且總是比較有風險的。可是，這些可
達成的 DO 總是清楚說明了環境將會及將不會提供什麼，只要個案說清楚他
／她想要的是什麼。

渴望的結果 6

a. 否。先生用那樣的方式對待她，而且此項DO具有的「希望式思考」特徵，
將無法矯正先生的行為。

b. 「我必須告訴先生他的說法有多傷我的心。」

c. 一項行動式解讀能夠促使個案採用自我肯定的方式來回應先生。

註：有時候這類對配偶的回饋具有正面且健康的效果。我曾經看過一些例子，當
個案開始直接回饋配偶，便矯正了類似此情境所描述的喧囂無禮和不敏感行
為。

渴望的結果 7

a. 「我想告訴我的教練，為什麼我想要在這次比賽最後一次的進攻機會裡採
用第三十九號戰術。」

渴望的結果 8

a. 否。此情境事件使此項 DO 不可達成（由助教所代表的環境方面，不會提供 DO）。不幸的是，這樣的 DO 並不是長期性憂鬱個案不常有的 DO。他們通常想要的是那些不可達成的東西。

b.「我想要求助教讓我晚幾天再考試。」

渴望的結果 9

a. 有。

b. 這是一項不切實際的DO。這項DO的基礎建立在「希望式思考」上，這是一種長期性個案常見的因應策略。個案無法在眼前這個時候擁有「健康的」肩膀。

c.「我想要一個關於我右肩膀病情的當下診斷」或「我想要另外一個醫療上的建議」。

註：這些都是切合實際的 DO，都是可以達成的，也都使個案的能量集中在手邊的問題上。

渴望的結果 10

a. 否。此項 DO 是不切實際的（沒有人會自動地完成 DO 的評估工作——這樣的工作需要詳細的思考）。

b.「我想透過持續的練習來改善我判斷 DO 之恰當性的決策技巧。」

註：沒有一位 CBASP 治療師曾經發現可以輕易決定 DO 是否恰當。這是因為個案持續帶給我們那些我們尚未遇過的新種類DO。持續地處理這些DO，你的表現將會隨時間而有所改善。教導個案切合實際且可達成之 DO，總是一件十分費力的任務。我認識許多的 CBASP 治療師（我也得將自己納入）總是受不了這些界線。

步驟六：比較實際的結果和渴望的結果

回顧

請回顧母書 150-151 頁「執行步驟六的治療師守則」這一節的內容，摘要如下：

1. 向個案說明步驟六的原理（母書 150-151 頁）。

2. 只在個案有充分時間好好比較 AO 和 DO 之後，才詢問個案為什麼他／她沒有達成 DO。

請回顧母書 151-152 頁「個案於步驟六欲達到的表現目標」這一節的內容，摘要如下：

1. 個案學會使用 AO vs. DO 的比較結果，來評估自己在該情境裡採用的行為的效能。

練習

以下是四個 AO/DO 的比較。在每一項練習裡：

1. 仔細地逐字閱讀每一項場景，並且評估治療師的步驟六行為。

2. 請核對第 129 頁的標準解答。

AO/DO 的比較 1

治療師：你已獲得你想在此情境裡得到的東西，不是嗎？

個　案：是。

治療師：因為你精確地告訴你的夥伴你想要的是什麼，所以你獲得你想要的東西。這是不是你之所以在這個情境理達成 DO 的原因？

個　案：是的。

a. 根據步驟六的準則，寫下你對治療師行為的評估：＿＿＿＿＿＿＿

＿＿＿＿＿＿＿＿＿＿＿＿＿＿＿＿＿＿＿＿＿＿＿＿＿＿＿＿＿＿＿

＿＿＿＿＿＿＿＿＿＿＿＿＿＿＿＿＿＿＿＿＿＿＿＿＿＿＿＿＿＿＿

b. 針對你上面提到的問題，你會怎麼做來加以矯正？請詳細描述。＿＿＿

＿＿＿＿＿＿＿＿＿＿＿＿＿＿＿＿＿＿＿＿＿＿＿＿＿＿＿＿＿＿＿

＿＿＿＿＿＿＿＿＿＿＿＿＿＿＿＿＿＿＿＿＿＿＿＿＿＿＿＿＿＿＿

請核對第 129 頁的標準解答。

AO/DO 的比較 2

治療師：你的 DO 是你想告訴妻子，當她如此唐突地回答你的問題時，她傷到了你的心。你的 AO 告訴我們，你正好有做到這點。你有獲得你想在此情境裡得到的東西嗎？

個　案：有，最後我做到了！我最後有告訴她，她對我的影響。

治療師：為什麼你認為你有獲得你想要的東西？

個　案：因為我最後有肯定地表達我自己的意思。她仔細聆聽我說話，並且為傷害我的心而向我道歉。天啊，我花了好久的時間才做到這點的，不是嗎？

a. 根據步驟六的準則，寫下你對治療師的表現的評估：＿＿＿＿＿＿

＿＿＿＿＿＿＿＿＿＿＿＿＿＿＿＿＿＿＿＿＿＿＿＿＿＿＿＿＿＿＿

＿＿＿＿＿＿＿＿＿＿＿＿＿＿＿＿＿＿＿＿＿＿＿＿＿＿＿＿＿＿＿

b. 你有看出任何的問題嗎？如果有，是什麼樣的問題？＿＿＿＿＿＿

＿＿＿＿＿＿＿＿＿＿＿＿＿＿＿＿＿＿＿＿＿＿＿＿＿＿＿＿＿＿＿

請核對第 129 頁的標準解答。

AO/DO 的比較 3

治療師：你有獲得你想在此情境裡得到的東西嗎？

個　案：有啊！我準備得很好，並且清楚知道什麼是我打算要說的。

治療師：你能夠得到你的 DO，是因為你針對這次的發言做了很充分的準備。你
曾使我堅信地以為，當你毫無準備時就發言，你會難以組織你的想法。
我也曾經認為，許多你的問題之所以發生，都是因為你沒有先在心裡想
一想，你就只是給回應，有人稱此為衝動的行為。我並不想只是落入那
些用來描述你的行為的標籤裡，但仔細想過，你在採取行動之前，原本
想要得到的東西真的好像在此時帶來了不同的結果。我希望你從這次經
驗有得到良好的教訓，我認為這次的教訓會在未來幫你不少忙。

個　案：你是對的。

　a. 根據步驟六的準則，寫下你對治療師的表現的評估：＿＿＿＿＿＿＿＿＿＿

　＿＿＿＿＿＿＿＿＿＿＿＿＿＿＿＿＿＿＿＿＿＿＿＿＿＿＿＿＿＿＿＿＿＿

　＿＿＿＿＿＿＿＿＿＿＿＿＿＿＿＿＿＿＿＿＿＿＿＿＿＿＿＿＿＿＿＿＿＿

　b. 你可能會用不同的方式來實行這項任務嗎？如果會，請寫下你可能會怎麼
　做：＿＿＿＿＿＿＿＿＿＿＿＿＿＿＿＿＿＿＿＿＿＿＿＿＿＿＿＿＿＿＿

　＿＿＿＿＿＿＿＿＿＿＿＿＿＿＿＿＿＿＿＿＿＿＿＿＿＿＿＿＿＿＿＿＿＿

　＿＿＿＿＿＿＿＿＿＿＿＿＿＿＿＿＿＿＿＿＿＿＿＿＿＿＿＿＿＿＿＿＿＿

請核對第 129 頁的標準解答。

AO/DO 的比較 4

治療師：你有獲得你想在此情境裡得到的東西嗎？

個　案：有的。

治療師：（經過適當的暫停之後）為什麼你認為你有獲得你的 DO？

個　案：因為我事先為我的說詞做好準備。當我在毫無準備的狀況下說話，我經
常說得不好。

　a. 根據步驟六的準則，寫下你對治療師的表現的評估：＿＿＿＿＿＿＿＿＿

　＿＿＿＿＿＿＿＿＿＿＿＿＿＿＿＿＿＿＿＿＿＿＿＿＿＿＿＿＿＿＿＿＿＿

　＿＿＿＿＿＿＿＿＿＿＿＿＿＿＿＿＿＿＿＿＿＿＿＿＿＿＿＿＿＿＿＿＿＿

b. 你可能會用不同的方式來實行這項任務嗎？如果會，請寫下你可能會怎麼
做：

_____

_____

_____

請核對第 129 頁的標準解答。

引發階段步驟六之練習的標準解答

AO/DO 的比較 1

a. 這是不可接受的表現。既沒有提出比較 AO 和 DO 的問句，也沒有提出「為什麼」的問句。相反的，心理治療師告訴個案為什麼有獲得 DO，等於替個案做了個案應該自己做的工作。

b. 可以提出兩個問句：

1. 「此時你有得到你想要的嗎？」等待個案給予一個完整的回答之後，再提問：

2. 「為什麼你能獲得你想要的？」等待個案給予一個完整的回答。

AO/DO 的比較 2

a. 這是非常棒的治療師表現；遵守了步驟六的所有準則。

b. 沒有。用以提示的問句是可以接受的，而且個案自己做了這項工作。

AO/DO 的比較 3

a. 這是不可接受的表現。治療師一開始的步驟是正確的，提問了比較 AO 和 DO 的問句。接著，治療師沒有提出「為什麼」的問句，反而是告誡個案，告訴他為什麼有達到 DO。這是在 CBASP 新手治療師身上常見的錯誤。等待個案自己做治療的工作並不容易，治療師自己動手做相對來說要簡單多了。這也是一項要命的策略，是你和我都必須加以禁止的。

b. 有！我可能會提出「為什麼」的問句，然後讓個案提出為什麼 DO 可以達成的理由。

AO/DO 的比較 4

a. 這是非常棒的治療師表現。治療師提出了在步驟六要問的正確問句，而且個案也自己做了所有的治療工作。

b. 沒有。這是非常棒的治療。

第二部

情境分析：矯正階段的練習

　　矯正階段期間，個案「修理」（fix）那些處理得很糟糕的人際情境，在這些情境裡，個案無法獲得自己渴望的結果（也就是 AO≠DO）。透過修正那些會妨礙 DO 之獲得的認知及行為偏誤，以便修補這些情境，正是矯正工作的目標。個案在 SA 之引發階段裡，首次面對自己行為的負面結果。然後，透過修正舊有的行為並以新的行為加以取代，個案努力避免重蹈這些會帶來負面結果的錯誤。矯正這些處理得很糟糕的人際互動，以便達到四項目標：

- 這證明了行為會帶來一些可預測的後果。
- 這強化了一項老生常談：除非個案改變他們的行為，不然失敗和苦境將會持續。
- 這鎖定了那些想要達成 DO 就必須加以矯正的特殊認知及行為。
- 這將治療裡有關 SA 的學習成效轉換到日常生活的範疇裡。

　　在初期的治療裡，在修理了最初的情境，並插入一些適合當下情境，且能導致 DO 達成的認知及行為策略之後，個案有時會說：「我從來沒有在治療室以外做到這樣。」最有效的策略是向個案保證他們不一定是如此。治療師接下來的評語強調那些為了促進和驅動新行為，而必須加以瞭解的負向增強衍生物，因此顯得十分重要。

　　「你和我將持續討論各種讓你能夠獲得你想要的東西的策略，我們將會在治療的安全氣氛裡做到這點。這就是 SA 的全部。當你厭倦了老是招致舊有的結果，並且準備達成你渴望的結果，接著至少你將知道你必須做些什麼，以及你將會如何做到這點。這都看你自己的意思。」

　　此一評語將產生「認知失調」（cognitive dissonance）現象，尤其當 SA 有處理到個案和某位重要之人際夥伴之間的問題時。其中隱含兩項矛盾對立的訊息：

(1)渴望的結果都在個案的理解範圍內（即便追求渴望的結果將會產生某種害怕的元素），因為個案知道如何才可以產生渴望的結果；(2)現有之被動行為具有的安全感，現在與某種害怕─躲避型動機（fear-avoidance motif）串連起來，而獲知其中的負面意涵。通常，這些個案在下次會談時段裡會提到，他們藉由做了那些他們認為自己無法做到的事情，而減少了在「渴望的新結果」和「舊有方法的安全感」之間的不一致。他們也經常（非常放鬆地）提到，他們達成了 DO。像這類的成功事件也提升了個案改變的動機。

矯正階段包含四個步驟。步驟一修正那些於引發階段期間建構出的不相關且／或不正確的詮釋。要完成步驟一經常需要的是，如果個案想要獲得 DO，就必須修正那些錯誤的認知詮釋。在步驟二，要以比較有效力的方式來取代不恰當的行為。在步驟三，試著總結新獲得的學習，而步驟四則是將在 SA 的學習轉換到治療室以外的關係情境。當完成了矯正階段，個案會記下那些沒有獲得 DO 的問題情境、辨認出哪些認知及行為問題會妨礙 DO 的達成、修正那些無效的策略、摘要相關的學習，並且將新獲得的學習轉換到其他的人際關係裡。

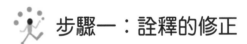

步驟一：詮釋的修正

回顧

請回顧母書160-169頁「執行步驟一的治療師守則」這一節的內容，摘要如下：

1. 向個案說明步驟一的原理（如，「你和我已經回頭仔細檢視，並評估你的表現如何幫忙或妨礙你獲得原本想要的東西。讓我們從你所提議的詮釋開始。讓我們從第一項詮釋開始，看看這項詮釋是如何促進或如何沒有促進你獲得想要的東西，或是你渴望的結果」）（母書 154-155 頁）。

   規則：一旦發現 DO 是不恰當的（無法獲得以及／或不切實際），就必須立刻著手修正，並且在繼續進一步的修正之前，使 DO 符合「可達成／切合實際」的準則（母書 144-146 頁）。

2.依序回顧個案於引發階段所列出的每一項詮釋。

3.治療師和個案評估每一項詮釋的相關性和正確性。

4.不要讓認知上的詮釋脫離了其在該情境的停泊點（如，該詮釋和AO及DO之間的關連性）。

5.只要 DO 包含某位重要但治療師並不熟知的夥伴（配偶、愛人、老闆、親近友人等等），在認定「DO是無法達成」的結論之前，在處理上請謹慎。在可以判斷DO的可達成性之前，個案必須先提出一項SA，說明個案有和這位標的夥伴「適當地」互動。

6.教導個案如何在壓力情境下建構出行動式詮釋。

7.不要修正一項相關且正確的詮釋，即使該項詮釋並沒有**直接地**促使 DO 的達成。

8.治療師必須讓個案自己做此項治療工作。

請回顧母書 169 頁「個案於步驟一欲達到的表現目標」這一節的內容，摘要如下：

1.個案學會建構出相關且正確的詮釋，以及學會自己修正其中的錯誤。

練習

以下是十個關於詮釋的練習。在每一個練習裡：

1.試著回答每個練習最後的一些問題。每個練習都是從一項情境描述和一個描述渴望結果的句子開始。

2.在密切注意渴望結果的同時，請修正不相關且不正確的詮釋。

3.在一些例子裡，當渴望的結果顯得不切實際或無法達成時，你將必須修正渴望結果。

4.在完成每一個練習後，請核對第 146-151 頁的標準解答。

註：在開始之前，你可能會發現先回顧母書提供的表單裡列出的適應性和適應不良的詮釋範例（127-128 頁），會很有幫助。

詮釋的修正 1

情境描述

「我曾跟我的一位研究生聊過,這名學生給我一個差勁的藉口,來解釋為什麼會錯過本學期的第二次考試。我曾在課堂上宣布好幾次,本課程不會有補考。這名學生說考試當天,他的車發不動——就是因為這個原因,才沒有辦法出席考試。我問他為什麼不叫計程車。他回說他沒有想到這個方法。當我問他車子發不動時有其他哪些方法可用(像是打電話給我等等),他似乎感到很為難。他告訴我,他只是回房睡覺。最後,我真是敗給他了,而告訴他他可以補考。我給他考卷,讓他在我辦公室對面的教室裡寫考卷。我整個人意志消沉地跌坐在我的辦公室座椅上,我所設的規定根本沒有意義。」

渴望的結果

「我想要維持我原先『不能補考』的規定,並告訴他『不可以』。AO 不等於 DO(AO≠DO)。」

引發階段的詮釋

    1.「事情都不會順著我原先的計畫進行。」

    2.「學生們不是頭腦靈活的問題解決者。」

    3.「作為教授,我是個失敗者。」

a. 請評估這些詮釋:相關 vs.不相關/正確 vs.不正確(母書 154-155 頁)。

    1.＿＿＿＿＿＿＿＿＿／＿＿＿＿＿＿＿＿＿

    2.＿＿＿＿＿＿＿＿＿／＿＿＿＿＿＿＿＿＿

    3.＿＿＿＿＿＿＿＿＿／＿＿＿＿＿＿＿＿＿

b. 請修正這些詮釋以符合相關性和正確性的準則,好讓這些詮釋有助於 DO 的達成(只要符合準則,就不必修正)。

　　1. ＿＿＿＿＿＿＿＿＿＿＿＿＿＿＿＿＿＿＿＿＿＿＿＿＿＿

　　2. ＿＿＿＿＿＿＿＿＿＿＿＿＿＿＿＿＿＿＿＿＿＿＿＿＿＿

　　3. ＿＿＿＿＿＿＿＿＿＿＿＿＿＿＿＿＿＿＿＿＿＿＿＿＿＿

c. 其中是否有行動式詮釋？是＿＿　否＿＿。如果你勾選「是」，那麼請你
　 將它寫下來：＿＿＿＿＿＿＿＿＿＿＿＿＿＿＿＿＿＿＿＿＿＿
　　＿＿＿＿＿＿＿＿＿＿＿＿＿＿＿＿＿＿＿＿＿＿＿＿＿＿＿＿

d. 如果這些詮釋已經變得合適，你認為個案會比較有可能達到 DO 嗎？
　 是＿＿　否＿＿

請核對第 146 頁的標準解答。

詮釋的修正 2

情境描述

「我們的送報生一直將報紙丟到我心愛的玫瑰花叢，並且打壞一些枝葉。
有一天我六點之前起個大早，告訴他這個問題。他騎著他的腳踏車來到
街道的中央，然後將報紙丟到街道的兩邊。這些報紙掉落在水溝和灌木
叢，只有少數的報紙落在庭園裡。他從不減速來改善他的準頭。我要他
在我家門前停下來，他也照做了。我指給他看我的玫瑰花叢被報紙弄壞
的地方。他看起來一副無所謂的樣子。我要他更小心一點，將我的報紙
丟到庭園的中央，那是一個空間很大的地方。他一直沒對我說什麼。他
只是騎車離開，然後繼續將我的報紙丟得四處都是。」

渴望的結果

「我想要他在口頭上同意，他不要再丟壞了我的玫瑰花叢（AO≠DO）。」

引發階段的詮釋

　　1. 「我對他的行為感到沮喪。」

2.「我指給他看玫瑰花叢被報紙丟壞的地方。」

3.「他一點也不在意他先前做過的事。」

4.「他還是用同樣的方式丟報紙。」

a. 請評估這些詮釋：相關 vs.不相關／正確 vs.不正確。

1. _____／_____

2. _____／_____

3. _____／_____

b. 此處需要一項行動式詮釋嗎？ 是____ 否____。如果你勾選「是」，請 將它寫下來：_____

_____

請核對第 146-147 頁的標準解答。

詮釋的修正 3

情境描述

「週五下午，在倉庫前，我正和我的督導說話。當時是下午五點，下班 的時間。一輛卡車剛好在卸貨碼頭卸下一卡車的商品。督導一開始說在 核對發票前，我們可以等到下週一。幾分鐘後，他告訴我，他要我去核 對發票，然後關閉倉庫。我考慮一下工作一整個小時的價值。然後我告 訴他，我六點有個約會，所以我不能這麼做。他堅持要我留下來，還說 我們在週一的時候有好多其他的工作要做，所以我們需要先完成這些貨 品的登錄手續。他真的讓我覺得如果我不答應的話，我會有股罪惡感。 然後他開始談起公司的好，以及全都是這類的廢話。最後我只好答應了。 我在六點十五分關閉倉庫後離開。我打電話給女友，告訴她這個狀況。 我在晚上八點三十分的時候接到了她。」

渴望的結果

「我想要在下午五點準時下班，好準備我的約會。」

引發階段的詮釋

1.「他應該找其他人來做。」

2.「他知道如果他堅持的話我就會答應──這麼做過去一直都有效。」

3.「我厭惡在這裡工作。」

a. 請評估這些詮釋：相關 vs.不相關／正確 vs.不正確。

*1.*_____／_____

*2.*_____／_____

*3.*_____／_____

b. 請修正這些詮釋以符合相關性和正確性的準則（只要符合準則，就不必修正）。

*1.*_____

*2.*_____

*3.*_____

c. 我們將這個必須加入以確定個案能夠取得其 DO 的詮釋稱為什麼？_____
_____

d. 請寫下這個加入的詮釋：_____
_____

請核對第 147 頁的標準答案。

詮釋的修正 4

情境描述

「週一的時候，我在我的橋牌俱樂部玩橋牌。其中有一位女士總是愛埋怨她的夥伴。沒有人像她那樣，但她從未錯過我們週一的橋牌時段。不

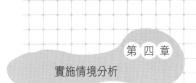

錯,我在第一回合跟她一起搭檔。每一次我叫牌或出牌時,她總是說些諷刺的話。我被弄得有些慌亂而無法思考,然後我出了更多的亂子,這更刺激了她,使她說出更惡毒的話。我一直都沒有說些什麼,整個早上我就這樣一直保持安靜。」

渴望的結果

「我想要告訴她,她令我感到沮喪,並且讓我很難專心出牌。」

引發階段的詮釋

1. 「為什麼我總是得跟她一組。」
2. 「她的評語讓我很難專心出牌。」
3. 「其他的女士一定認為我是個差勁的玩家。」

a. 請評估這些詮釋:相關 vs.不相關／正確 vs.不正確〔請核對母書 132 頁表 6.3:「讀心術」(mind reading)這類詮釋總是被評為不正確〕。

1. _____／_____
2. _____／_____
3. _____／_____

b. 請修正這些詮釋以符合相關性／正確性的準則(只要符合準則,就不必修正)。

1. _____
2. _____
3. _____

c. 你可能需要幫助個案加入另外的詮釋。請將這個新的可能詮釋寫下來:___
_____

d. 這個新的可能詮釋被稱為什麼?_____
_____

請核對第 147-148 頁的標準解答。

詮釋的修正 5

情境描述

「有一天晚上我參加一場宴會。我和女主人彼此認識好長一段時間了。當我來到宴會場地，她看起來真的好忙。她一直都沒有介紹我認識任何人，這真的是很失禮。她應該知道我想要認識每一個人。我就在那裡站了四十五分鐘，跟兩位我早已認識的人說話。喝完我的飲料後，我便離開了。」

渴望的結果

「我想要認識我不認識的人。」

引發階段的詮釋

1. 「女主人沒有介紹我認識任何人。」
2. 「她應該知道我想要認識每個人。」
3. 「我那天玩得很不開心。」

a. 請評估這些詮釋：相關 vs.不相關／正確 vs.不正確。

1. ＿＿＿＿＿＿＿＿＿／＿＿＿＿＿＿＿＿＿
2. ＿＿＿＿＿＿＿＿＿／＿＿＿＿＿＿＿＿＿
3. ＿＿＿＿＿＿＿＿＿／＿＿＿＿＿＿＿＿＿

b. 請修正這些詮釋好讓個案可以達成 DO（只要符合準則，就不必修正）。

1. ＿＿＿＿＿＿＿＿＿＿＿＿＿＿＿＿＿＿＿＿
2. ＿＿＿＿＿＿＿＿＿＿＿＿＿＿＿＿＿＿＿＿
3. ＿＿＿＿＿＿＿＿＿＿＿＿＿＿＿＿＿＿＿＿

c. 一項行動式詮釋會有幫助嗎？ 是＿＿ 否＿＿。如果你回答「是」，請將這個行動式詮釋寫下來：＿＿＿＿＿＿＿＿＿＿＿＿＿

請核對第 148 頁的標準解答。

詮釋的修正 6

情境描述

「週三我在我們的旋轉俱樂部午餐會報上做了一場演講。每當我站起來在其他人面前演講時，總是覺得緊張且頻頻出錯。我起身，走向講台，然後開始演講。我談到在他們檢查一架飛機時，每架飛行機器必須經過的一連串安全程序。我帶領他們瀏覽一遍需要檢查的儀器名單。我說了好幾次的「嗯—」，並且有一次我不知道我講到筆記的哪裡了，而顯得躊躇。俱樂部會員似乎很喜歡我的演講，對我演講的內容也很有興趣。他們在演講之後發問的問題都切中要點且適時。當我回到我的座位上，我得到了熱烈的掌聲。」

渴望的結果

「我想要我的演講順利而沒有出錯。」

這個 DO 有什麼問題？ _____

_____

　　仔細看看個案所提出的這項 DO。如果你注意到這是一項不切實際的 DO，那麼你就應該修正它（參考母書 145-146 頁）。已知個案在演講上有困難，這個完美主義式的 DO 是不切實際的。但暫且先擺著一會兒。稍後在我們回顧他所做的詮釋時，會再回到這點。

引發階段的詮釋

　　1.「我在演講的時候緊張得要死。」
　　2.「天啊！我的胃都打結了，連我的筆記講到哪裡了都不知道。」
　　3.「我應該能夠做得一點錯誤也沒有。」
　　4.「俱樂部的會員們喜歡我的演講內容。」

a. 請評估這些詮釋：相關 vs.不相關／正確 vs.不正確。

1. _____／_____
2. _____／_____
3. _____／_____
4. _____／_____

b. 請修正這些詮釋以符合相關性和正確性的準則（只要符合準則，就不必修正）。

1. _____
2. _____
3. _____
4. _____

c. 哪一項詮釋質疑了這項 DO 的不切實際？_____

d. 現在請為這名個案寫下一項切合實際的 DO：_____
_____

e. 你會如何修正第三項詮釋，以描述該情境的實情，並且使修正過的詮釋和 DO 一致？（切記，一定要根據個案的演講能力而做出切合實際的詮釋。）
_____
_____

f. 這個修正過的 DO 可以達成嗎？ 是____ 否____

g. 為什麼這項修正過的 DO 可以達成？_____
_____

請核對第 148-149 頁的標準解答。

詮釋的修正 7

情境描述

「我上班的地方還有其他三位同事。其中一位總是說話很大聲，一點也不顧慮到我們其他人。他聽廣播時總是開得很大聲，他總是收聽搖滾樂

的電台。只要他覺得喜歡，他就會起身闖入我小小的辦公區，然後坐下來聊天，一點也不管我是否正在忙，他從來也不問。週二早上，他又將收音機開得很大聲；然後他跑來我這裡談起華盛頓紅人隊，當時我正在寫一份報告。我甚至不喜歡足球，也不太在意紅人隊怎麼了。我停下我手邊的工作，聽他說了一會兒。最後，他起身離開，我又回到我的工作上。」

渴望的結果

「我希望這位同事會比較考慮到我的狀況。」〔在被要求澄清之下，這名個案說，她希望這個男同事會先問問看她是否有時間聊聊。〕

引發階段的詮釋

1.「我的同事對我真是粗魯無禮。」

2.「我不知道為什麼他要那樣對我。」

3.「我的一天就這麼被毀了。」

a. 請評估這些詮釋：相關 vs.不相關／正確 vs.不正確。

1.＿＿＿＿＿＿＿＿＿＿／＿＿＿＿＿＿＿＿＿＿

2.＿＿＿＿＿＿＿＿＿＿／＿＿＿＿＿＿＿＿＿＿

3.＿＿＿＿＿＿＿＿＿＿／＿＿＿＿＿＿＿＿＿＿

b. 這項 DO 哪裡有問題？＿＿＿＿＿＿＿＿＿＿＿＿＿＿＿＿＿

＿＿＿＿＿＿＿＿＿＿＿＿＿＿＿＿＿＿＿＿＿＿＿＿＿＿＿＿＿＿

c. 如果你不知道答案，請參考母書 144-145 頁。現在請要求個案根據這位同事過去和當前的行為，來整體描繪出一個可以達到的DO。請將它寫下來：

＿＿＿＿＿＿＿＿＿＿＿＿＿＿＿＿＿＿＿＿＿＿＿＿＿＿＿＿＿＿

＿＿＿＿＿＿＿＿＿＿＿＿＿＿＿＿＿＿＿＿＿＿＿＿＿＿＿＿＿＿

d. 現在請回到步驟 *a*，完成你對第二項和第三項詮釋的評估。必須加入什麼類型的詮釋，以便使這個被整體描繪出來的 DO 更有可能被達成？＿＿＿＿＿＿＿

＿＿＿＿＿＿＿＿＿＿＿＿＿＿＿＿＿＿＿＿＿＿＿＿＿＿＿＿＿＿

　　e. 請依據 *d*，將該項被加入的詮釋寫下來：＿＿＿＿＿＿＿＿＿＿＿＿

＿＿＿＿＿＿＿＿＿＿＿＿＿＿＿＿＿＿＿＿＿＿＿＿＿＿＿＿＿＿＿＿＿＿

＿＿＿＿＿＿＿＿＿＿＿＿＿＿＿＿＿＿＿＿＿＿＿＿＿＿＿＿＿＿＿＿＿＿

請核對第 149-150 頁的標準解答。

詮釋的修正 8

情境描述

「週六的時候，我哥哥和我一起看棒球比賽。因為心情不好，他開始惡劣地批評我的女友。他說我只敢和失敗者約會。我起初以為他在開玩笑，隨後我就瞭解到不只是這樣，他是認真的。我告訴他：「閉嘴！你滿腦袋就都是這些！」然後我說他是個差勁的哥哥，還針對他的個性說了一些其他很難聽的話。每一次他說了一些有的沒的，我就用所有他做不好的事情來打擊他。他看起來很受傷，然後起身離開房間。我們已經兩天沒說話了。」

渴望的結果

「我想盡我所能地使我哥哥的心裡受傷。」〔請回顧母書 147-149 頁。就這個案例來說，治療師對這項 DO 感到不自在，個案在進行 SA 的時候看起來有些難過。〕

引發階段的詮釋

　　1. 「我哥哥真的很挑剔我。」

　　2. 「我想讓他難過，用所有他做不好的事情來刺激他。」

　　a. 如果個案的 DO 令你不舒服，你將會如何回應個案？切記，就這個案例來說，此處的目標是瞭解「為什麼個案想要令哥哥傷心」的核心關鍵是什麼。

「感到受傷」這個要素在幾項詮釋裡並不明顯，在 DO 裡也是一樣。澈底想想你的策略，然後將你針對個案的 DO 而可能會對個案說的話寫下來：

_____

_____

_____

b. 請整體描繪出一項修正過的 DO： _____

_____

_____

c. 使用此項整體描繪過的 DO 來修正這些詮釋：

    1. _____

    2. _____

註：這類型的 SA 總是很難管理。目標是瞭解「傷害底下是什麼樣的核心」在驅動著憤怒和報復的動機。一旦傷害暴露了出來，此項修正過 DO 的主題，必定有助於個案自問為什麼加害者會想將痛苦加諸於受害者。否則，生氣和報復的 DO 將會帶來惡性循環（如，「我們已經兩天沒說話了」），且衝突仍舊沒有解決。

請核對第 150-151 頁的標準解答。

詮釋的修正 9

情境描述

「我和先生說，我想重新安排客廳裡家具的擺設，想要將沙發和雙人座椅移到旁邊，然後將咖啡桌放在房間遠方的角落，緊鄰著雙人座椅。他對我說：『這是我聽過最愚蠢的事情了！只有妳才想得出來這樣的計畫。』他還對我說，我所有的想法都很愚蠢且噁心，我骨子裡沒有創造力的天分。我回應說，他從不喜歡我試著想做的事情。我開始哭泣，然後回到房間，將門猛然關上。」

渴望的結果

「我想要我的先生幫我移動家具。」

引發階段的詮釋

1. 「我的先生從未喜歡任何我想要去做的事情。」

2. 「我無法把事情做好。」

3. 「為什麼我老是想要做些什麼呢？」

a. 請評估這些詮釋：相關 vs.不相關／正確 vs.不正確。

1. ＿＿＿＿＿＿＿＿＿＿＿／＿＿＿＿＿＿＿＿＿＿＿

2. ＿＿＿＿＿＿＿＿＿＿＿／＿＿＿＿＿＿＿＿＿＿＿

3. ＿＿＿＿＿＿＿＿＿＿＿／＿＿＿＿＿＿＿＿＿＿＿

b. 有需要修正 DO 嗎？如果有，請將修正過的 DO 寫下來：＿＿＿＿＿＿＿

＿＿＿＿＿＿＿＿＿＿＿＿＿＿＿＿＿＿＿＿＿＿＿＿＿＿＿＿＿＿＿＿＿

c. 請修正這些詮釋以符合相關性和正確性的準則，好讓這些詮釋能增加達成
DO 的可能性（只要符合準則，就不必修正）。

1. ＿＿＿＿＿＿＿＿＿＿＿＿＿＿＿＿＿＿＿＿＿＿＿＿＿＿＿＿＿

2. ＿＿＿＿＿＿＿＿＿＿＿＿＿＿＿＿＿＿＿＿＿＿＿＿＿＿＿＿＿

3. ＿＿＿＿＿＿＿＿＿＿＿＿＿＿＿＿＿＿＿＿＿＿＿＿＿＿＿＿＿

d. 此處有需要一項行動式詮釋嗎？ 是＿＿ 否＿＿

e. 如果你回答「是」，請將所需的行動式詮釋寫下來，或是註明哪一項你修
正過的詮釋有助於這項目的：＿＿＿＿＿＿＿＿＿＿＿＿＿＿＿＿＿＿＿

＿＿＿＿＿＿＿＿＿＿＿＿＿＿＿＿＿＿＿＿＿＿＿＿＿＿＿＿＿＿＿＿＿

＿＿＿＿＿＿＿＿＿＿＿＿＿＿＿＿＿＿＿＿＿＿＿＿＿＿＿＿＿＿＿＿＿

請核對第 151 頁的標準解答。

詮釋的修正 10

情境描述

「我開著我的車到加油站去做一次狀態檢查（state inspection）。加油站經理告訴我我是下一位。他說我大概要等三十分鐘。我的車是新型的豐田汽車（Honda），所以我預期技師不會發現什麼問題。我在等待區等待時，我看見另外一輛車開過來，那是一輛林肯鎮的車（Lincoln Town Car），加油站經理讓他排在我的前面。我起身走向經理，並告訴他，他剛才說過我是下一位。我還說，我不想自己的順位被往後挪，因為我還得趕著去上班。加油站經理小聲地在嘴裡唸唸有詞，然後將我的車排回原本的順位上。我完成檢查、付帳然後離開，大約三十分鐘。」

渴望的結果

「我想要完成汽車的狀態檢查，並且保有原本的第一順位。」

引發階段的詮釋

1.「檢查應該在三十分鐘內完成。」

2.「加油站經理將我的車的順位往後退一位。」

3.「我必須告訴加油站經理，我要我的車回到第一順位。」

a. 請評估這些詮釋：相關 vs.不相關／正確 vs.不正確。

1. _____／_____

2. _____／_____

3. _____／_____

b. 這些詮釋的哪些特質會直接導致 DO 的達成？請寫出來：_____

_____

_____

請核對第 151 頁的標準答案。

矯正階段步驟一之練習的標準解答

詮釋的修正 1

a. 請評估這些詮釋：

1. 不相關／不正確：如果某項詮釋是不相關的（如，沒有定錨在手邊的這項情境），那就不可能是正確的（在這個狀況下，請描述是怎麼回事）。請注意這些詮釋的句子裡的副詞；在大多數的情況下，副詞代表著不相關的詮釋。

2. 不相關／不正確：這是一種詮釋脫離了問題的普遍狀況。如果這項詮釋是以下的說法：「這名學生不是頭腦靈活的問題解決者」，那麼這項詮釋就可能是一項相關且正確的詮釋。

3. 不相關／不正確：又再一次，這項詮釋沒有處理到手邊的問題，也無助於這名教授維持他先前宣布的規定。

b. 請修正這些詮釋：

1. 「對我來說，這名學生的藉口是無法接受的。」

2. 「這名學生是個差勁的問題解決者。」

3. 「我必須對學生說不（行動式詮釋）。」

c. 是。「我必須對學生說不。」

d. 是。請注意，第一項和第三項詮釋必須刪除，可以修正第二項詮釋來形容這名特殊的學生。當完成了修正步驟，教授定錨在這項情境，並連結到原先「不允許補考」的規劃。

詮釋的修正 2

a. 請評估這些詮釋：

1. 相關的／正確的。

2. 相關的／正確的。

3. 相關的／正確的。

4.相關的／正確的。

b. 請修正這些詮釋：

　　是。「我必須要求他在口頭上答應，他不會再丟壞了我的玫瑰花叢。」

註：顯然，個案遇到了一個非常棘手的狀況。送報生可能口頭上答應，但卻持續將報紙丟到玫瑰花叢。可是，直到個案在這個狀況裡取得送報生口頭上的允諾，而達成了他的 DO，不然我們無法知道結果。

詮釋的修正 3

a. 請評估這些詮釋：

　　1.不相關／不正確。

　　2.不相關／不正確：注意其中的副詞「總是」。

　　3.不相關／不正確。

b. 請修正這些詮釋：

　　1.「我不想延遲下班。」

　　2.「核對發票的工作可以下週一才來做。」

　　3.「我的督導不會輕易改變他的打算。」

註：請小心處理這類的情境，不要反射性地鼓勵一項可能帶來負面結果的行動式詮釋。最佳的經驗法則是依循個案的引領，或至少要詢問個案對老闆說「不」會有什麼樣的後果。

c. 行動式詮釋。

d. 「我必須告訴他，他必須找其他人來核對發票。」

詮釋的修正 4

a. 請評估這些詮釋：

　　1.不相關／不正確。

　　2.相關的／正確的。

　　3.不相關／不正確：這是一種「讀心術的詮釋」，而且總是被評為不相關

／不正確。此處的規則如下：如果你不問對方在想什麼，你不會知道的！

b. 請修正這些詮釋：

　　1.「我不喜歡和這位牌友一起玩橋牌。」

　　2. 符合準則。

　　3.「她對我做的每件事情說些諷刺的話。」（行動式詮釋）

c.「我必須告訴她，她的負面話語讓我很難專心出牌。」

d. 行動式詮釋。

詮釋的修正 5

a. 請評估這些詮釋：

　　1. 相關的／正確的。

　　2. 不相關／不正確：「讀心術」型的詮釋。

　　3. 相關的／正確的。

b. 請修正這些詮釋：

　　1. 符合準則。

　　2.「我必須要求女主人一有機會就介紹我認識其他人。」（行動式詮釋）

　　註：原本的詮釋是長期性個案常做出的一種詮釋，他們總是認為即使他們沒說什麼，其他人應該會知道他們想要／需要什麼。

　　3. 符合準則。

c. 是。

　　註：如果個案插入一項行動式解讀來取代第二項詮釋，她可能可以達成她的 DO。顯然如果她遇到了她不認識的人，她會覺得這場宴會比較有趣。

詮釋的修正 6

a. 請評估這些詮釋：

　　1. 相關的／正確的。

2. 相關的／正確的。

3. 相關的／不正確的：請注意這項詮釋有定錨在這個事件上，但並未正確描述這個情境裡發生了什麼。「個案真的出了一些錯誤」的實情即代表這項詮釋是不正確的。個案必須好好處理「他不能切合實際地做出他想在這個情境裡得到的」這個實情。在這點上，這項詮釋將需要修正。

4. 相關的／正確的。

b. 請修正這些詮釋：

1. 符合準則。

2. 符合準則。

3.「我犯了錯，但我恢復得很好。」

　　註：心理治療師此時必須開始涉入，並且詢問個案有關其 DO 的性質是否切合實際。如上所述，此處的議題如下：你不可能做一場完美的演講，所以對你來說，什麼是這個情境裡比較切合實際的 DO？

4. 符合準則。

c. 第三項詮釋。

d. 修正後的 DO：「我想完成我在旋轉俱樂部的演講。」

e.「我犯了錯，但我恢復得很好。」

f. 是。

g.「因為我以這個情境為基礎，並完成我的演講。」

　　註：修正矯正階段的 DO 是需要練習的。CBASP 訓練工作坊提供針對這個部分的密集練習，以及在工作坊結束後持續的督導回饋。

詮釋的修正 7

a. 請評估這些詮釋：

1. 相關的／正確的。

2. 相關的／不正確：「這名同事並未考慮到他的辦公室同事」，這項事實從一開始就質疑著 DO 的可達成性（attainability）。在進行任何下一步

之前必須修正這項 DO。

3.不相關／不正確：必須要修改或捨棄。

b. 此 DO 是無法達成的；個案必須產生一項是她能力可及的 DO。

c. 修正後的 DO：「我想告訴我的同事我現在很忙且無法聊天。」

d. 一項行動式詮釋取代了第二項詮釋。可以刪除第三項詮釋，因為無助於 DO 的達成。

e.「我必須告訴我的同事我現在很忙且無法聊天。」

註：現在你對於 DO 的修正是否感覺比較好一些了呢？請教導個案他們無法「將四方形放入圓形的洞裡」——他們無法要求現實變成其他以外的情形——是 DO 修正工作的基本原理。

詮釋的修正 8

a. 請評估這些詮釋：

治療師：我對你的 DO 感到不自在，你對我談起這個事件時看起來有點難過。

個　案：是感覺不太好。

治療師：為什麼呢？

個　案：他真的傷到了我的心。

治療師：我沒有在你的 DO 裡看到這個部分。

個　案：什麼意思？

治療師：你的 DO 並沒有反映出你的目標是讓他知道，他是怎麼傷到了你的心。

個　案：如果我有這麼做，我們可能可以避免這樣的結果。

治療師：讓我們再來一次，使用一項「讓你哥哥知道他是怎麼傷到了你的心」的 DO 來重新處理這個狀況。

b. 修正後的 DO：「我想要讓我哥哥知道他傷我有多深。」

c. 請修正這些詮釋：

　　1. 「我哥哥真的很挑剔我。」

　　2. 「我必須讓他知道他是依賴我的。」（行動式詮釋）

詮釋的修正 9

a. 請評估這些詮釋：

　　1. 不相關／不正確。

　　2. 不相關／不正確。

　　3. 不相關／不正確。

b. 是。「我想要告訴我先生，他惡劣的評語刺傷了我的心。」

c. 請修正這些詮釋：

　　1. 「我先生在生氣，而我不知道為什麼。」

　　2. 「他說的話真的很傷我的心。」

　　3. 「我必須問他為什麼要那樣刺傷我的心。」

　　註：相關且正確的詮釋讓個案有所根據，而讓個案處在最佳位置來處理
　　　　手邊的壓力——在這個案例是指先生帶有敵意的反應。

d. 是。

e. 「我必須問他為什麼要那樣傷我的心。」

詮釋的修正 10

a. 請評估這些詮釋：

　　1. 相關的／正確的。

　　2. 相關的／正確的。

　　3. 相關的／正確的。

b. 這些詮釋正確描述了這些發生的事件，而且在這麼做的過程中，持續使個
　　案有所根據，並且知道當她迷失了自己在路線上的位置時，她必須做些什
　　麼。

步驟二：行為的修正

A. 鎖定那些為了獲得渴望結果而必須做到的行為

練習活動 A 讓你練習鎖定那些達成 DO 所需要的行為。個案透過他們的 SA 工作學到兩件事情：⑴在該情境的整個期間，都要清楚地將 DO 放在心上；以及⑵為了達成 DO 而採取有效的行動。一個人想要在互動期間整體描繪出行動式詮釋，就得使用到以上兩種技巧。

練習活動 B 讓你練習事前規劃好治療內的訓練，以教導必要的行為技巧。有時候，並不是個案做了什麼破壞了他們的努力，而是他們開始實行的方式。人們採用各種不同的人際風格彼此溝通。每種風格對其他人來說都具有某種「刺激價位」；每種風格「牽引出」某種他人自動化的反應。這些反應可能屬於正面—促進性的（positive-facilitative）或負面—拒絕性的（negative-rejecting），或者可能落在兩端點間連續線上的某處。通常，長期性憂鬱的成年人會牽引出他人負面—拒絕性的反應。為了幫助個案引發出比較正面的反應，有關溝通風格的回饋、訓練以及練習，都會在治療時段裡執行。

現在我們回到矯正歷程步驟二 A 的各項練習活動。

回顧

請回顧母書 171-173 頁有關「執行步驟二的治療師守則」這一節的內容，摘要如下：

1. 教導個案他們的認知詮釋和他們在情境裡的行為在功能上的關連性。

2. 精確指出那些直接有助於達成 DO 的行為。

3. 鎖定那些為了達成 DO 而必須矯正，以及那些必須加入的行為。

4. 教導新的行為技巧，但只有在個案完成 SA 之後才這麼做。

5. 教導個案如何根據 DO 來評估他們在情境裡的行為，以及如何自我矯正
（self-correct）有問題的行為。

請回顧母書 173-174 頁有關「個案於步驟二欲達到的表現目標」這一節的內
容，摘要如下：

1. 個案學會如何評估自己在情境裡的行為，以及如何自我矯正那些錯誤。
2. 個案學會那些有助於達成 DO 的必備行為技巧。

練習

以下有十個關於矯正階段之目標鎖定的練習。在每一個練習裡：

1. 回顧每個練習裡那些修正過的 SA 詮釋和 DO，並精確指出達成 DO 所必備
的那些行為。
2. 每個練習都是前一節練習活動裡的情境內容；不過，本節的詮釋都是相關
且正確的。
3. 完成每個練習後，請核對第 159-160 頁的標準解答。

修正鎖定的目標 1

詮釋

1. 「對我來說，這名學生的藉口是無法接受的。」
2. 「這名學生是個差勁的問題解決者。」
3. 「我必須告訴學生他不能補考。」

渴望的結果

「我想要維持原先不能補考的規定。」

所需要的行為

為了達成 DO，需要什麼樣的行為呢？＿＿＿＿＿＿＿＿＿＿＿＿＿＿＿＿＿

＿＿＿＿＿＿＿＿＿＿＿＿＿＿＿＿＿＿＿＿＿＿＿＿＿＿＿＿＿＿＿＿＿＿＿

請核對第 159 頁的標準解答。

修正鎖定的目標 2

詮釋

　　1.「對於他那麼粗心丟報紙，我覺得很沮喪。」

　　2.「我指給他看玫瑰花叢被報紙丟壞的地方。」

　　3.「他一點也不在意他先前做過的事。」

　　4.「我必須要求他同意不再丟壞我的玫瑰花叢。」

渴望的結果

　　「我想要他在口頭上同意不再丟壞我的玫瑰花叢。」

所需要的行為

　　為了達成 DO，需要什麼樣的行為呢？＿＿＿＿＿＿＿＿＿＿＿

＿＿＿＿＿＿＿＿＿＿＿＿＿＿＿＿＿＿＿＿＿＿＿＿＿＿＿＿＿＿

　　請核對第 159 頁的標準解答。

修正鎖定的目標 3

詮釋

　　1.「我不想延遲下班來核對發票。」

　　2.「核對發票的工作可以等到下週一來做。」

　　3.「我必須告訴老闆，他必須找其他人來做這項工作。」

渴望的結果

　　「我想要在下午五點準時下班，好準備我的約會。」

所需要的行為

　　為了達成 DO，需要什麼樣的行為呢？＿＿＿＿＿＿＿＿＿＿＿

＿＿＿＿＿＿＿＿＿＿＿＿＿＿＿＿＿＿＿＿＿＿＿＿＿＿＿＿＿＿

　　請核對第 159 頁的標準解答。

修正鎖定的目標 4

詮釋

1. 「我不喜歡和這位牌友一起打橋牌。」

2. 「她的評語讓我很難專心打牌。」

3. 「我必須告訴她,她負面的評語讓我很難專心打牌。」

渴望的結果

「我想要告訴她,她讓我很沮喪且讓我很難專心打牌。」

所需要的行為

為了達成 DO,需要什麼樣的行為呢?＿＿＿＿＿＿＿＿＿＿＿＿＿＿

＿＿＿＿＿＿＿＿＿＿＿＿＿＿＿＿＿＿＿＿＿＿＿＿＿＿＿＿＿＿＿＿＿

請核對第 159 頁的標準解答。

修正鎖定的目標 5

詮釋

1. 「女主人沒有將我介紹給任何人認識。」

2. 「我必須要求女主人一有機會就介紹我認識其他人。」

渴望的結果

「我想要認識我不認識的人。」

所需要的行為

為了達成 DO,需要什麼樣的行為呢?＿＿＿＿＿＿＿＿＿＿＿＿＿＿

＿＿＿＿＿＿＿＿＿＿＿＿＿＿＿＿＿＿＿＿＿＿＿＿＿＿＿＿＿＿＿＿＿

請核對第 159 頁的標準解答。

修正鎖定的目標 6

詮釋

1.「我在演講的時候緊張得要死。」

2.「天啊！我的胃都打結了，連我的筆記講到哪裡了都不知道。」

3.「我犯了錯，但我恢復得很好。」

4.「這個俱樂部喜歡我的演講內容。」

渴望的結果

「我想要完成我在旋轉俱樂部的演講。」

所需要的行為

為了達成 DO，需要什麼樣的行為呢？ ＿＿＿＿＿＿＿＿＿＿＿

＿＿＿＿＿＿＿＿＿＿＿＿＿＿＿＿＿＿＿＿＿＿＿＿＿＿＿＿

請核對第 159 頁的標準解答。

修正鎖定的目標 7

詮釋

1.「我的同事對我太粗魯無禮。」

2.「我必須告訴我的同事，我現在很忙且無法聊天。」

渴望的結果

「告訴我的同事我現在很忙且無法聊天。」

所需要的行為

為了達成 DO，需要什麼樣的行為呢？ ＿＿＿＿＿＿＿＿＿＿＿

＿＿＿＿＿＿＿＿＿＿＿＿＿＿＿＿＿＿＿＿＿＿＿＿＿＿＿＿

請核對第 159 頁的標準解答。

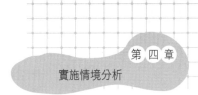

修正鎖定的目標 8

詮釋

1.「我哥哥真的很挑剔我的女友。」

2.「我必須讓他知道他太過度依賴我了。」

渴望的結果

「我想要讓我哥哥知道他太過度依賴我了。」

所需要的行為

為了達成 DO，需要什麼樣的行為呢？＿＿＿＿＿＿＿＿＿＿＿＿＿

＿＿＿＿＿＿＿＿＿＿＿＿＿＿＿＿＿＿＿＿＿＿＿＿＿＿＿＿＿＿＿

請核對第 159 頁的標準解答。

修正鎖定的目標 9

詮釋

1.「我先生在氣我，而我不知道為什麼。」

2.「他說的話真得很傷我的心。」

3.「我必須問他為什麼要那樣刺傷我的心。」

渴望的結果

「我想要問我先生為什麼要那樣刺傷我的心。」

所需要的行為

為了達成 DO，需要什麼樣的行為呢？＿＿＿＿＿＿＿＿＿＿＿＿＿

＿＿＿＿＿＿＿＿＿＿＿＿＿＿＿＿＿＿＿＿＿＿＿＿＿＿＿＿＿＿＿

請核對第 160 頁的標準解答。

修正鎖定的目標 10

詮釋

1.「這項檢查應該在三十分鐘內完成。」

2.「加油站經理讓別人插隊在我前面。」

3.「我必須告訴經理我要取回我的第一順位。」

渴望的結果

「我想要完成狀態檢查，並保持我的第一順位。」

所需要的行為

為了達成 DO，需要什麼樣的行為呢？_____

請核對第 160 頁的標準解答。

註：這些練習裡的每一項行為都涉及到某種類型的自我肯定行動（譯註：表現出那些伸張或維護自己權益的行為）。教導個案去維持原先對於「自己想要的東西」的意見（DO），然後表現出那些可能做到自己想要之結果的行為，這些都是 SA 的基本目標。要能夠在情境的最高潮做出行動式詮釋，是一項需要反覆練習的技巧。只要人們能夠持續記住自己的 DO，就能輕易做出行動式詮釋。

矯正階段步驟二A之練習的標準解答

修正鎖定的目標 1

以堅定、直接的方式在口頭上對學生設定限制。

修正鎖定的目標 2

要求送報生在口頭上答應遵守。

修正鎖定的目標 3

告訴督導他未來必須找其他人做核對發票的工作。

修正鎖定的目標 4

告訴這位牌友她的評語讓我難以專心打牌。

修正鎖定的目標 5

告訴女主人，我想請她幫忙介紹我認識其他我不認識的人。

修正鎖定的目標 6

保持並專心在我的表現上，直到演講結束。

修正鎖定的目標 7

告訴同事我現在很忙且無法聊天。

修正鎖定的目標 8

告訴哥哥，他對我女友的批評刺傷了我的心。

修正鎖定的目標 9

詢問先生為什麼要用那樣的話來刺傷我的心。

修正鎖定的目標 10

告訴經理，請他將我的車排回原本的等候順位上。

B. 建構用來教導必要之人際技巧的訓練計畫

　　如前所述，個案通常會因為自己特有的溝通模式，而創造出他們所抱怨的人際問題。用愛抱怨的說話語調；使用侵入性或破壞性的說話方式而使對方回以生氣；使用模糊或逃避的說話方式，會讓對方感到混淆且不確定我們話裡的意思；做出不適合當下情境且具性意味的姿勢，或是說出不適合當下情境的諷刺話語；衣著邋遢令他人退縮或不想回應——可能的人際問題列都列不完。可是，這些不同的行為都得到相似的負面結果：**在人際上被對方拒絕！**教導個案修正他們這些破壞性的行為舉止，將提升他們人際互動的品質，並促進 DO 的達成。

　　再繼續下去之前，我必須提出一個警告。本節包含在內的人際訓練，都需要治療師先覺察到自己的刺激價位。在CBASP工作坊期間，是透過小團體的練習，以及後續為取得 CBASP 認證之密集督導，來教導 CBASP 治療師認識他們自己的刺激價位。一項古老的英語格言 *"it takes one to know one."* 正好可以形容我們對人際行為的訓練方式（譯註：類似「將心比心」的意思，但略帶一點負面的暗示，暗指因為自己有某種傾向、毛病，才瞭解有同類問題的其他人）。一旦CBASP治療師能覺察到他們自己帶給其他人的刺激價位，那麼——也只有這樣——他們才能準備好將個案的刺激價位證明給他們自己看。

回顧

　　在完成練習 B 的各個練習之前，請回顧母書第八章（181-212 頁）和第十三章（281-301 頁）的內容，摘要如下：

　　1. 第八章介紹了 CBASP 治療師如何將「受訓過之個人性涉入」當成一種矯正個案人際行為的改變工具。

　　2. 處理個案的危機是本章的主題。在大多數的案例，透過將心理治療師個人的反應當成是一種「結果」，用來修正個案在治療時段裡的危機行為。

練習

以下有十個關於矯正訓練的練習。在每一個練習裡：

1. 找出四種不同適應不良類型的人際行為，然後為每一個場景裡的問題行為建構出一項矯正訓練計畫。

2. 註：在完成 SA 之後，需要加以矯正的四種適應不良類型的人際行為：

a. **缺乏同理心**：將焦點集中在交談的文字內容，而不是對方的情感議題；未能辨識出對方表露出來的情緒；無法透過蒐集有關情感和意圖的資訊，來觀察在視覺層面或其他非口語層面的溝通管道。

b. **帶有敵意的說話模式／態度舉止**：刺耳的／帶有敵意的聲調或真的帶有敵意的口語表達（通常是採用全面性的而非特定性的說話立場）；未考慮到對方就突然改變話題；話說得太快。

c. **過度控制型的人際行為**：過度試圖去談論對方、告訴對方他們正在想什麼，或分析組織他人的行為；公然地控制談話；在對方要求協助之前就衝動地幫助對方；為了試圖控制對方的行為而持續和對方保持距離。

d. **缺乏維護自我權益的行為**：沒有以簡明扼要的第一人稱方式來描述自己的想望、需求、情境當下的關注等等；過度的詳述、說明或辯證一個人的觀點；沒有跟交談的對象保持眼神接觸；聲調太低／太柔以至於聽不清楚；以懇求的口吻說話；因為需要更多的訊息而拒絕做出決定。

3. 每一個場景出現一種適應不良的人際行為。

4. 首先，標定出該場景裡適應不良人際行為的類型（使用上述的四種類型）。

5. 接著，寫下你的行為訓練計畫，詳細描述你將會如何矯正該行為。一項單純的計畫是最好的。

註：這些人際技巧將在矯正階段第二步驟期間被辨識出來並加以處理。當需要更密集的工作和練習，應在完成 SA 之後（也就是在行為技巧訓練／演練期間）才執行這項練習活動。

在完成每一個練習後，請核對第 169-174 頁的標準解答。

矯正訓練 1（男性治療師／女性個案）

接待員招呼個案坐下之後沒幾分鐘，治療師便進入了治療室。顯然他剛才是跑步過來的，因為他上氣不接下氣地喘著且流著汗。他癱坐在他的座椅上說著：「呼，抱歉我來晚了。我從地鐵站出口一路跑過來。」個案看看她的手錶說：「我已經等了三分鐘。」

　　a. 適應不良行為的類型：＿＿＿＿＿＿＿＿＿＿＿＿＿＿＿＿＿＿＿＿

　　b. 行為訓練計畫：＿＿＿＿＿＿＿＿＿＿＿＿＿＿＿＿＿＿＿＿＿＿＿

＿＿＿＿＿＿＿＿＿＿＿＿＿＿＿＿＿＿＿＿＿＿＿＿＿＿＿＿＿＿＿＿

＿＿＿＿＿＿＿＿＿＿＿＿＿＿＿＿＿＿＿＿＿＿＿＿＿＿＿＿＿＿＿＿

請核對第 169 頁的標準解答。

矯正訓練 2（男性治療師／女性個案）

Mary 　　　：Smith 醫師，到目前為止我已經看你看了四週。你見我的時間總是在一天的最後，聽了這麼多人的抱怨，你一定累了。今天我們何不早點結束，這樣你就可以回家休息一下。如果我們今天早點結束，我沒關係的。

Smith 醫師：Mary，我覺得我還不錯，我實際上並不累。我不會想要提早結束今天的這節治療。

Mary 　　　：好吧，如果你不打算好好照顧你自己，那麼我就必須為你這麼做。讓你休息一下，讓我們今天提早結束。

　　a. 適應不良行為的類型：＿＿＿＿＿＿＿＿＿＿＿＿＿＿＿＿＿＿＿＿

　　b. 行為訓練計畫：＿＿＿＿＿＿＿＿＿＿＿＿＿＿＿＿＿＿＿＿＿＿＿

＿＿＿＿＿＿＿＿＿＿＿＿＿＿＿＿＿＿＿＿＿＿＿＿＿＿＿＿＿＿＿＿

＿＿＿＿＿＿＿＿＿＿＿＿＿＿＿＿＿＿＿＿＿＿＿＿＿＿＿＿＿＿＿＿

請核對第 169-170 頁的標準解答。

矯正訓練 3（男性治療師／男性個案）

「我恨死了我的老闆。我想不出他有什麼好的特質。他所說的都是不相關或是錯誤的。公司裡沒有一個人尊敬他，我實在想不通他是如何當上這家公司經理這個職位，我從來沒聽說過他有將哪件事情做好過。昨天我到 Sears 大樓（譯註：即芝加哥的摩天大樓 Sears Tower），找不到人招呼我。最後我撞倒了（ran down）一位推銷員——而且我必須找到他，他無法告訴我我想知道的事情。沒能力的人到處都是。今年我無法去投票，就因為四處遊蕩的流浪漢。難怪這個國家即將向下沉淪。天啊，我們生活的世界真是一團亂。」

a. 適應不良行為的類型：＿＿＿＿＿＿＿＿＿＿＿＿＿＿

b. 行為訓練計畫：＿＿＿＿＿＿＿＿＿＿＿＿＿＿＿＿

＿＿＿＿＿＿＿＿＿＿＿＿＿＿＿＿＿＿＿＿＿＿＿＿

＿＿＿＿＿＿＿＿＿＿＿＿＿＿＿＿＿＿＿＿＿＿＿＿

請核對第 170 頁的標準解答。

矯正訓練 4（男性治療師／男性個案）

個　案：我真的很想要我太太別在他人面前批評我。只要有朋友來家裡、或是我們去某人家裡、或是和友人一起參加宴會的時候，她就會這麼做。某一晚她甚至在一場小聯盟比賽上談論我的錯誤，當時我們正和其他幾位家長坐在看台上。

治療師：對於這點，你有對她說什麼嗎？

個　案：我曾告訴過她，其他男人的太太不會像她那樣談論自己的配偶。我也曾指出其他夫妻有多麼快樂。Fred 和 Judy 就是這樣。Judy 從不會用一些不友善的話來形容 Fred。我們曾經和他們一起出席好幾個場合，他們幾乎沒有意見不同的時候。我不瞭解怎麼有人可以做到那樣，跟我們的情形

完全不同。我想，如果妻子都只對她們的先生說和善的話語，那一定會
很美好。

a. 適應不良行為的類型：＿＿＿＿＿＿＿＿＿＿＿＿＿＿＿＿＿＿＿＿

b. 行為訓練計畫：＿＿＿＿＿＿＿＿＿＿＿＿＿＿＿＿＿＿＿＿＿＿＿

＿＿＿＿＿＿＿＿＿＿＿＿＿＿＿＿＿＿＿＿＿＿＿＿＿＿＿＿＿＿＿＿

＿＿＿＿＿＿＿＿＿＿＿＿＿＿＿＿＿＿＿＿＿＿＿＿＿＿＿＿＿＿＿＿

請核對第 170-171 頁的標準解答。

矯正訓練 5（男性治療師／女性個案）

個　案：（個案看著地板；拒絕和治療師有眼神接觸；聲調非常柔軟；肩膀下垂，
且她整個姿勢暗示著她的窘迫和低自尊；她態度舉止稍縱即逝；臉部特
徵表現出害怕／預兆。）我為今天下午治療時段的遲到感到抱歉。我搭
的公車晚到了，對此我一點辦法也沒有。

治療師：我很高興妳趕來了，看到妳真好。

個　案：我不懂為什麼你會這樣說。我的意思是，見到我有什麼好。沒有人曾經
對我說過這樣的話（聲調下降，又再度凝視著地板）。我的先生從來沒
有很高興見到我。當我出現，他用嫌惡的眼光看著我。我也最好在我使
你厭惡我之前停止治療。在你認識我之後，你就絕對不會想要再見到我
這個病人了。

a. 適應不良行為的類型：＿＿＿＿＿＿＿＿＿＿＿＿＿＿＿＿＿＿＿＿

b. 行為訓練計畫：＿＿＿＿＿＿＿＿＿＿＿＿＿＿＿＿＿＿＿＿＿＿＿

＿＿＿＿＿＿＿＿＿＿＿＿＿＿＿＿＿＿＿＿＿＿＿＿＿＿＿＿＿＿＿＿

＿＿＿＿＿＿＿＿＿＿＿＿＿＿＿＿＿＿＿＿＿＿＿＿＿＿＿＿＿＿＿＿

請核對第 171 頁的標準解答。

矯正訓練 6（女性治療師／女性個案）

治療師：我十六歲那年，有一次因為約會晚回家而被母親鎖在門外。我敲著大門，
要求她讓我進門。她從門內大吼著：「妓女不能睡在我的房子裡！去找
別的男人的床睡吧！」我只得打電話給一位朋友，問問看能否讓我借宿
一夜。隔天早上我回家，發現門是開的。這種怪異的情況發生在我媽身
上，已經不稀奇了。〔心理治療師做了個人揭露，且淚濕了眼睛，臉上
表現出痛苦的表情。〕

個　案：我母親比妳媽更刻薄。要是她的話，隔天才不會開著門。輕鬆一點看待
這件事吧。

a. 適應不良行為的類型：＿＿＿＿＿＿＿＿＿＿＿＿＿＿＿＿＿＿＿＿

b. 行為訓練計畫：＿＿＿＿＿＿＿＿＿＿＿＿＿＿＿＿＿＿＿＿＿＿＿

＿＿＿＿＿＿＿＿＿＿＿＿＿＿＿＿＿＿＿＿＿＿＿＿＿＿＿＿＿＿＿

＿＿＿＿＿＿＿＿＿＿＿＿＿＿＿＿＿＿＿＿＿＿＿＿＿＿＿＿＿＿＿

請核對第 171-172 頁的標準解答。

矯正訓練 7（女性治療師／女性個案）

「妳老是對我要求太多，我做不來妳想要的。這個治療工作只是浪費我
的時間和金錢，我甚至不認為妳能幫得了我。很遺憾我在一開始的時候
是決定來看妳。就像我的母親一樣，妳也要求我做不可能做到的事情！」

a. 適應不良行為的類型：＿＿＿＿＿＿＿＿＿＿＿＿＿＿＿＿＿＿＿＿

b. 行為訓練計畫：＿＿＿＿＿＿＿＿＿＿＿＿＿＿＿＿＿＿＿＿＿＿＿

＿＿＿＿＿＿＿＿＿＿＿＿＿＿＿＿＿＿＿＿＿＿＿＿＿＿＿＿＿＿＿

請核對第 172 頁的標準解答。

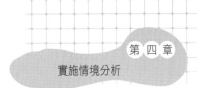

矯正訓練 8（男性治療師／女性個案）

個　案：我給你買來一些糕點。是今天早上特別為你做的。我希望你會喜歡。

治療師：妳真是非常貼心！上週妳帶給我一些食物，上上週妳同意因為我要出城
　　　　去開會，而調動治療時段。

個　案：我只是喜歡自己是對人有幫助的，並且試著對其他人做些貼心的事。還
　　　　有沒有其他我可以為你做的事呢？不論何時你有困難，只要我幫得上忙，
　　　　我希望你會告訴我。你會為我這麼做嗎？

a. 適應不良行為的類型：＿＿＿＿＿＿＿＿＿＿＿＿＿＿＿＿

b. 行為訓練計畫：＿＿＿＿＿＿＿＿＿＿＿＿＿＿＿＿＿＿＿

＿＿＿＿＿＿＿＿＿＿＿＿＿＿＿＿＿＿＿＿＿＿＿＿＿＿＿＿＿＿

＿＿＿＿＿＿＿＿＿＿＿＿＿＿＿＿＿＿＿＿＿＿＿＿＿＿＿＿＿＿

請核對第 172-173 頁的標準解答。

矯正訓練 9（女性治療師／女性個案）

「我爸在這週末過來我這裡，要跟我談論一件他憂心的法律事件。我開
門讓他進來的時候，他看起來不是很開心。我先生跟他簡短說了幾句話
之後，就到地下室工具間去工作了。因為我正在煮晚餐，所以我要父親
到廚房坐著陪我，我則切蔬菜準備烹煮。我不確定要如何開始跟他談這
個法律事件，我猜我只是做其他事情來逃避談論它。然後我的朋友來電，
我們談到下週日晚上她和我要去的那個宴會。然後她的孩子切傷了手指
跑來找她，她必須去照料他，所以得掛斷電話。我想起來我還沒有縫好
我的裙子的裙襬，所以我在蔬菜正在烹煮時，去完成縫紉的工作。父親
只是坐在那裡，他和我並沒說太多話。」

a. 適應不良行為的類型：＿＿＿＿＿＿＿＿＿＿＿＿＿＿＿＿

b. 行為訓練計畫：_____

_____

_____

請核對第 173 頁的標準解答。

矯正訓練 10 （男性治療師／女性個案）

治療師：過去幾週裡，妳提出了一些的SA，都是妳做好了每件事情，而且得到了妳的DO。但妳還是感到憂鬱。妳的生活看起來還算OK，但我覺得妳的生活裡有些部分並不是那麼順利。對於我說的，妳覺得怎麼樣呢？我說對了嗎？

個　案：嗯，我確實有一些問題，但我不想用它們來增加你的負擔。你要擔心的事情已經夠多了，有你生病的孩子以及你想申請的研究補助費。如果我開始談我和我先生之間的事情，那就會變成另一個你必須承受的負擔。我不想這樣對待你——變成你的另一項問題。我比較喜歡我可以幫你讓事情變得從容一點。

a. 適應不良行為的類型：_____
b. 行為訓練計畫：_____

_____

_____

請核對第 173-174 頁的標準解答。

矯正階段步驟二B之練習的標準解答

矯正訓練 1

a. 適應不良行為：缺乏同理心。

b. 行為訓練計畫：

1. 請個案將注意力集中在治療師的身體狀況，並試著描述（喘氣、流汗、上氣不接下氣）。

2. 請個案將注意力集中在治療師剛剛說話的內容（「抱歉我來晚了，我一路跑過來」）。

3. 請個案將注意力集中在口語內容的意圖（對於我們約定的治療時段，我不想遲到）。

4. 詢問個案：「妳想，為什麼我在一進來的時候，就對妳說這些話？」

5. 訓練計畫的目標：要幫助個案能覺察到治療師的刺激訊號，並學會正確地解讀，以及能用同理心的方式來回應。

矯正訓練 2

a. 適應不良行為：過度控制型的人際行為。

b. 行為訓練計畫：

1. 請個案將注意力集中在個案一開始提到要提早結束時，心理治療師是怎麼回應的。

2. 請個案重複治療師說過的話。

3. 詢問個案為什麼很難相信治療師所說的話。註：不要被理智化的理由給拖延了，像是「是的，你說了這個，但是……」。這裡的問題是治療師所說的話並沒有啟發個案的思考，以及後來的行為。

4. 訓練計畫的目標：將焦點持續集中在真正發生的情形上。個案還沒有認真看待心理治療師所說的話。對治療師來說，人際結果就是覺得自己的話被個案一筆勾銷。個案必須收到這個回饋。「教導個案要聆聽他人說

話，然後認真看待對方所說的話」，是一種用來矯正過度控制型的人際風格的方式。

矯正訓練 3

a. 適應不良行為：帶有敵意的說話模式／態度舉止。

b. 行為訓練計畫：

1. 對個案說：「讓我們回顧你剛剛對我說了什麼話，請為我摘要一下。」讓個案回想並重述負向的憤怒言談。若個案無法回想出他們剛剛說了什麼，這不是不常見。心理治療師給予一兩次提醒，是可以接受的。

2. 請個案將注意力集中在這些憤怒言談對治療師帶來的人際後果。像以下這樣的提問通常是有效的：「你想剛才的這些話語對我有什麼影響？」但個案未必會知道。

3. 提供關於「後果」的回饋。例如：「這讓我不想理睬你」或是「我覺得你只想要抱怨，你並不在意我是怎麼回應你的」。

4. 詢問個案：「為什麼你想帶給我這樣的影響？」註：不要被以下這類的話帶離了焦點，「我並沒有打算這麼做！」諸如此類。將焦點維持實際上做出的行為，以及剛剛發生的實際結果。

5. 訓練計畫的目標：教導個案知道他／她在當下時刻的刺激價位。最後，個案必須做出選擇：我想要這樣的結果，還是其他的？

矯正訓練 4

a. 適應不良行為：缺乏維護自我權益的行為。

b. 行為訓練計畫：

1. 要求個案建構出一個意思清楚的句子（一個「我想要」的句型），清楚描述他想要他的妻子怎麼做。

2. 一旦用意思清楚的方法描述出渴望的結果，就可以用角色扮演的方式呈現出先生和妻子之間的互動，而治療師則扮演妻子的角色。

3. 訓練計畫的目標：讓先生練習用意思清楚的句子說話，一直到他可以用直接且清晰的方式描述出 DO 為止。整個練習期間，都要給予個案人際

方面的回饋。

矯正訓練 5

a. 適應不良行為：缺乏維護自我權益的行為。

b. 行為訓練計畫：

   1. 詢問個案：「你是如何知道一旦我認識妳之後，我就不會想要再見妳了。」使個案的注意力聚焦在她對心理治療師的期望上。一旦被拒絕的期望變得明顯，就將注意力轉到其他部分。

   2. 詢問個案：「妳將如何知道我對妳有什麼樣的感覺？」幫助個案談論我們如何知道其他人對我們的觀感（感受和想法）：透過(1)觀察他們非口語的線索；(2)聆聽他們對我們說了什麼；以及(3)詢問其他人對我們有什麼感覺。現在，將注意力轉到治療師表現出來的樣貌上。

   3. 可以對個案說以下的話：「我要妳好好看看我──花點時間──然後告訴我妳看到了什麼，可能反映出我對妳有什麼樣的感受。」註：給個案充分的時間來做這件事──這將可能是一個新奇且令人害怕的人際要求。要確認那些正確的觀察，像是「此時你眼睛正看著我」、「你正對我微笑」、「你對我說了一些支持性的話」等等。

   4. 訓練計畫的目標：個案能熟練地辨認出溝通線索，並給予適當的回應。註：如果個案做不出任何正向的觀察，那麼心理治療師可能得提議數種可能性。這項練習在治療初期應重複練習，直到負面的期待不再是個案的議題為止。

矯正訓練 6

a. 適應不良行為：缺乏同理心。

b. 行為訓練計畫：

   1. 請個案將注意力集中在治療師哀傷及痛苦的非口語表現上。請個案描述一下這些非口語表現。

   2. 詢問個案在治療師的自我坦露期間，在情緒上有什麼樣的反應或記憶。請個案描述並注意這些出現的情緒。

3. 請個案試著形容一下，當治療師說出她母親如何對待她的往事時，治療師必定經驗到了什麼樣的感受。

4. 討論「同理心」的概念，以及可以如何使用同理心來加強人與人之間的關係。然後用以下的方式來結束討論：試著回顧個案一開始屬於相互較勁的反應，並且與那些通常接著同理心反應而來的結果相互比較及對照。

5. 訓練計畫的目標：個案能夠傾聽並持續專注著治療師對自己過去經驗的描述，然後給予適當的回應。

矯正訓練 7

a. 適應不良行為：帶有敵意的說話模式／態度舉止。

b. 行為訓練計畫：

1. 詢問個案：「當過去妳用剛剛回應我的方式來回應妳母親的時候，妳的母親都會怎麼做？」（母親可能以一種帶有敵意的方式和接著而來的爭吵來回應。）

2. 藉由說像是「形容一下我剛剛是如何回應妳的？」之類的話，使個案的注意力集中在心理治療師對這類嚴厲的情緒爆發的正面反應上。

3. 訓練計畫的目標：幫助個案區分出母親的負面回應，和心理治療師的正向—促進性的回應。最後一步則是要討論「能和那些行為反應不同於母親的人建立關係」具有什麼樣的涵意。

矯正訓練 8

a. 適應不良行為：過度控制型的人際行為。

b. 行為訓練計畫：

1. 詢問個案：「妳是否曾經想過我是怎麼回應妳的求助行為？為什麼妳不問我，我給了妳哪些回應？」治療師將注意力從個案轉到他自己身上。個案行為的結果即將變得清晰明白。一般來說，會發生下面的對話：

治療師：我因為妳對我做的事情而有脅迫感。

個　案：我不瞭解你的意思。

治療師：很顯然的，在許多方面我無法給妳同等的回應，所以我總覺得我「比妳差」。

個　案：但我真正想要的不是這樣，我並不想造成你有這樣的感覺。

治療師：妳確實讓我有這樣的感覺。但是，我真的相信這並非是妳的本意。

個　案：沒錯，我就是這樣。

治療師：那麼，未來妳可以如何避免又這樣對待我呢？

2. 訓練計畫的目標：透過使個案聚焦在她行為的結果上，心理治療師可以協助個案更能覺察到她的刺激價位，並且教導個案在衝動地協助他人之前先「問問看」。

矯正訓練 9

a. 適應不良行為：缺乏維護自我權益的行為。

b. 行為訓練計畫：

1. 透過回答以下的問題：「妳原本希望在此情境能得到什麼樣的結果？」而幫助個案從整體來為此情境描繪出一項 DO。個案有可能會說，她想討論她父親憂心的那項法律事件。

2. 詢問個案：「妳可能會如何安排妳的活動，好讓妳能夠達到這個目標？」可能有必要利用紙筆來規劃一下各項活動。

3. 訓練計畫的目標：建構出一項 DO，然後回顧一項活動計畫。如果個案想得到該項 DO，就需要一項行動計畫。

矯正訓練 10

a. 適應不良行為：過度控制型的人際模式。

b. 行為訓練計畫：

1. 詢問個案：「妳是怎麼知道跟我談論妳的問題會增加我的負擔？」此處的目標是讓個案學會向心理治療師提出疑問，而不是用「讀心術」。

2. 治療師的回答（他不會因為她的問題而感到負擔）的可信度可能變成一

項要處理的議題（她可能發現自己很難認真看待治療師所說的話）。此時的焦點是**為什麼**會難以相信治療師所說的話。

3. 一旦探索過這個「為什麼議題」，治療師就必須幫助個案學會認真看待這個議題，然後將這項新技巧運用到她的其他關係裡。就所有的可能性來說，個案過去不曾有過自己所說的話被其他人認真看待的人際經驗。心理治療師有機會成為第一位認真看待她說話的人──但是他必須讓個案確實辨認出，在這類時刻裡到底是怎麼回事。對這類個案來說，被認真對待並學會認真對待治療師，仍是整個治療裡的一項重要目標。

4. 訓練計畫的目標：此處的目標是教導個案要真實地處理和治療師的互動，並且在這麼做的過程裡，學會好好照顧自己。這個問題和其他好幾個練習題場景很相似。又再一次，個案「照顧著」治療師。然後，治療師將協助她談論她覺得帶給治療師的「負擔」，並且教導個案不要跟一個實際上不存在的人相處。

步驟三：SA 的完成與總結

回顧

請回顧母書174-176頁「執行步驟三的治療師守則」這一節的內容，摘要如下：

1. 治療應該退後一步，讓個案得以自己評估他／她剛才從SA裡學到了什麼。

2. 先讓個案回顧摘要。

3. 如果 SA 的某個重要部分被忽略了，那麼，也只有在這個時候，這些行為應該獲得個案的注意。

請回顧母書 176 頁「個案於步驟三欲達到的表現目標」這一節的內容，摘要如下：

1. 個案需學會將注意力集中在 SA 之矯正練習活動裡那些能使 DO 達成的相關要素。

練習

1. 下列是取得自五位長期性憂鬱個案的完成／總結式陳述，請試著從最高品質的敘述到最低品質的敘述，重新排序。此處關鍵的區辨變項是個案對於他們的行為對其環境帶來的特定結果的覺察程度〔如，個案有多少程度表達出或暗示著他／她正學會／已學會某種「覺知到的作用關係」的期望心境（perceived functionality expectancy set）〕。

2. 請核對第 178 頁的標準解答。

陳述 A

「我已經學到我必須在我想要什麼的時候說出來——不可以再放在心裡不說出來了。」

陳述 B

「我已經學到 DO 的達成不只是靠運氣而已。在這個情境下，我可能使週末泡湯了，因為今天的太陽已經下山了。似乎我在陽光普照的日子裡的表現優於陰雨天。」

陳述 C

「當我因為被不公平對待而拉高分貝說話，且生氣或開始緊握雙拳時，其他人根本不理我。只要我用沉著鎮定的方式說出我想要或不想要什麼，其他人就會仔細聆聽我說話。這點在這個情境尤其為真。從這裡我學到其中的關鍵在於，我是怎麼和其他人互動的。看起來其他人會用不同的方式對待我，就看我做了什麼以及我是怎麼做的。」

陳述 D

「對於這項行為結果，我目前還不是那麼確定。我很想相信重點是我做了什麼，以及我其實是可以掌控我生活的樣貌，但我目前還不是那麼確定。看起來好像是在這個情境裡清楚說出我想要什麼，可以幫助我獲得原本我想要的，但是我目前還不是那麼堅信這點。就看以後的情況再說

囉！」

陳述 E

「我現在真的能敏銳覺察到我帶給其他人的影響，這真的是跟實際上我做了什麼有關係。我過去一直以為，我的生活不在我的控制範圍內，這個情境是說明我過去慣有的感受方式的最佳例子。Tom 是我的督察，我總是很難跟他處得來，我從不認為他喜歡我這個人。在過去，只要他看起來不喜歡我說的話，我就會退縮，結局都是我感到憂鬱和被拒絕。昨天的情形就不一樣了。面對 Tom 一開始的反對，我一直猶豫地在那裡躊躇，我很清楚在這個方案裡我要達成什麼，我試著確定他完全瞭解我所提出的事項，然後我徵求他的決定。這次我得到可以通行的綠燈！而且如果不是有意外的話，我可能還可以多補充說明。最後 Tom 瞭解我的觀點，接受了我的說法，完全清楚知道什麼是我打算做的，而且他最後也同意這麼做。當我想到這個經驗，我體會到很多人過去一直都沒有真正瞭解什麼是我要的。我一直都不夠堅持，好讓自己的意思被清楚瞭解。我的失敗不是他們的錯，而是**我的**！最後我終於掌控了我的人生。我再也不感到無助了。我實際上做了什麼，真得是很重要！」

陳述的排序

I.＿＿＿　 II.＿＿＿　 III.＿＿＿　 IV.＿＿＿　 V.＿＿＿

請核對第 178 頁的標準解答。

矯正階段步驟三之練習的標準解答

Ⅰ.__E__　Ⅱ.__C__　Ⅲ.__A__　Ⅳ.__D__　Ⅴ.__B__

E：有針對 DO 的達成提供極佳的說明。個案正在將 SA 的學習類推運用到其他的生活方面。

C：有針對 DO 的達成提供良好的說明。個案也開始將從治療裡學到的東西類推運用到其他的生活方面。

A：這個反應代表個案處在「學到覺知到的作用關係」的早期階段。

D：個案想要相信他／她實際做了什麼是很要緊的，但目前還不是很確定。

B：還沒有開始學到「覺知到的作用關係」。為了示範證明行為帶來的結果，心理治療師必須持續實施 SA。

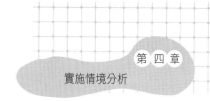
 步驟四：將所學類化並加以轉換

回顧

請回顧母書177-178頁「執行步驟四的治療師守則」這一節的內容，摘要如下：

1. 治療師請個案精確指出一項和剛完成之 SA 相似的特定人際事件。

請回顧母書 178 頁「個案於步驟四欲達到的表現目標」這一節的內容，摘要如下：

1. 個案學會精確指出特定的相似事件，得以轉換並適當套用從 SA 裡學到的各項技巧。

練習

1. 以下是取得自五位長期性憂鬱個案的描述，請試著從最高品質的陳述（代表學習成效的類化／轉換）到最低品質的陳述，重新排序。關鍵的區辨變項是個案能夠多精確指出某種特定的情境（在時間和空間方面），以及能夠多清楚說明如何將新的 SA 學習成效套用過來。

2. 請核對第 182 頁的標準解答。

陳述 A

「學會直接請求我想要的部分，可以套用到上週一在辦公室裡的一個情境。當時我的老闆要求我花一週的時間，到 Atlanta 處理公司在那裡的一些事務。我真正想要的是到紐約的那個方案。我一直圍繞這個議題談論，一直說著春天的紐約真的很棒。我卻一直沒有說比起 Atlanta，我比較喜歡到紐約工作。其實我可以拿到紐約的工作，如果我有特別請求的話。

沒有說清楚我想要什麼，就表示我將要到 Atlanta，我的同事就會到紐約去。今天我們在 SA 裡做的，可以直接套用到這個對話裡。下一次，我會直接請求我想要的部分。」

陳述 B

「我想不到其他有什麼情境可以運用我今天學到的東西。這是我有史以來的第一位女友，所以今天我學到有關如何針對我不想要的部分設定出我自己的界線，並沒有辦法套用到我生活裡的其他方面或情境。」

陳述 C

「要我想出有哪些其他的情境，是我可以練習在見老闆之前先想好我的目標，實在是很難。或許可以先用在我處理自己和妻子之間意見不合的方式，雖然我不是有完全的把握。或許在我們試圖進入爭執的核心點做些什麼之前，先想好我要的是什麼，會帶來不同的結果。過去在許多我們意見不同的事情上，她和我總是爭執不休。昨晚我們又因為昨天較早的時候所發生的事情，發生了激烈的爭執。我不是很確定，但或許先想出我要的是什麼，可以為我和她之間的相處帶來比較好的結果。」

陳述 D

「我可以想出一堆『能維護自我權益』會幫助我得到我原本所想要的情境。沒錯，『能維護自我權益』顯然是最佳的策略。」

陳述 E

「學會用沉著鎮定的方式跟我母親說話，而不是對她大吼大叫，總是會導致比較好的結局。但願我在高中時期就能夠這麼做，這真的能使我們的相處產生巨大的不同。有時我在她的住處待得太晚，當她因為我想要用她的車而大肆批評我的時候，我就會對她咆哮，然後她會很氣我，並告訴我我不能用她的車。如果我不對她咆哮，而能保持平靜地解釋為什麼我需要借用她的車，或許我就比較能借用到她的車。」

陳述的排序

Ⅰ.＿＿＿　Ⅱ.＿＿＿　Ⅲ.＿＿＿　Ⅳ.＿＿＿　Ⅴ.＿＿＿

請核對第 182 頁的標準解答。

矯正階段步驟四之練習的標準解答

I. A　　II. E　　III. C　　IV. D　　V. B

A：這個反應反映出學習的成效有極佳的轉換。其中精確指出某個特殊的情境，並且清楚詳述新學到的技巧將能如何套用過來。

E：個案就只需要精確指出這個事件是**什麼時候**發生的即可，學習步驟的轉換做得很完整。

C：個案仍不太確定要如何運用他剛才學到的。在描述如何將所學轉換到其他的問題事件時，他得學會更具體特定一點（more specific）。你可能會想要強調，那些表示轉換的話語非常重要。長期性憂鬱個案總是用全面性的方式來思考和說話，而減少了DO的達成。必須在生活的所有方面，多一些比較具體特定的思考和說話方式。步驟四提供了另一個做到這點的機會。

D：個案尚未學到「具體特定」的重要性。心理治療師必須協助個案在思考可以如何將治療裡的所學轉換到其他生活方面時，要用具體特定的詞語（specific terms）來思考。無法熟練步驟四，也就表示個案尚無法將治療所學運用到治療室以外的問題。

B：這是步驟四裡非常原始而未開化的反應。仍要做許多努力來幫助個案學會，如何將治療裡發生的學習轉換及類化到治療室以外的問題情境。

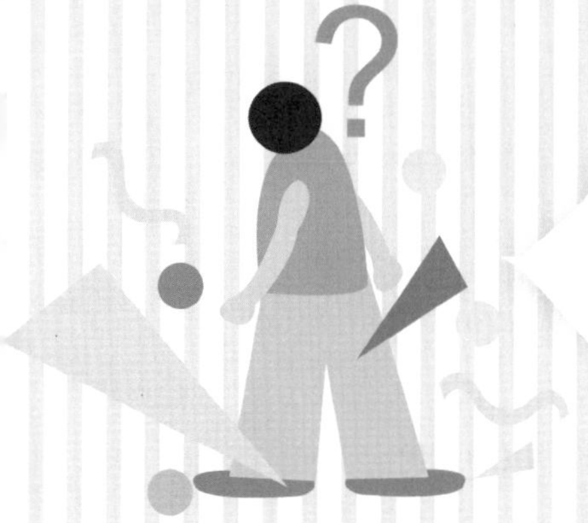

第五章

使用「受訓過之個人性涉入」來矯正個案的行為

遇到願意採用「**受訓過之個人性涉入**」（disciplined personal involvement）來與他們相處的心理治療師，長期性憂鬱個案就能獲得比較好的對待；「受訓過之個人性涉入」是一項強而有力的改變工具。你將在本章學到如何運用你和個案之間的互動，來矯正他們的行為。個人性的涉入（personal involvement）必定是從兩種訊息來源而得知。第一，透過「影響訊息問卷」（Impact Message Inventory, IMI）（Kiesler, 1987, 1996）可以測量到有關個案之**人際風格**（interpersonal style）的實證性描述（參考母書第八章）。一旦辨認出個案的人際風格，隨著治療的進行，治療師可以將對個案來說重要的人際**拉力／拖力**謹記於心。換個說法，IMI可以幫助實務工作者定義出個案的「**人際刺激價位**」（interpersonal stimulus value）。大多數長期性個案的刺激價位會推使那些粗心的治療師扮演支配性和／或帶有敵意的角色。如果支配和／或敵意變成了治療師的行為特徵，那麼治療效果將有所折損，也就不可能改變行為了。

一定會左右個人性的涉入的第二項訊息來源是，一套相關的人際**移情假設**（參考母書 96-111 頁）。治療師前瞻性地（proactively）運用移情假設來教導個案區分出「自己和治療師的關係」與「自己和破壞性之重要他人（destructive significant others）的關係」兩者的差別。這種區辨的過程通常會將過去破壞性的人際經驗轉換成矯正性的情緒經驗。

本章分成三部分。第一部介紹運用 IMI 找出心理治療師之人際角色的原理。

第一部的練習活動向你展示，如何辨識當你治療長期性憂鬱症個案時，自己將要面對的破壞性反應傾向。想要避免這些反應傾向，需要知道有關個案人際風格的知識。

在第二部裡，你將學到如何建構出移情假設，並藉以矯正個案的行為。在你開始往下閱讀之前，我鼓勵你回頭瀏覽一下母書的第八章和第五章（請依照此順序）。第八章討論了 IMI 的使用，第五章則舉例說明 CBASP 治療師如何在治療時段裡建構並運用移情假設。

第三部則介紹人際區辨練習（Interpersonal Discrimination Exercise, IDE）。IDE是一種「前瞻性地使用移情假設來矯正人際行為」的程序。

第一部

影響訊息問卷

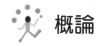 **概論**

　　如上所述，透過圖形來描繪個案將（在情緒、認知及行為上）表現出明顯的拉力／拖力類型，IMI示範說明個案的人際刺激價位。請檢視在圖5*所呈現的IMI象限版（Kiesler & Schmidt, 1993）。這些拉力／拖力在你身上創造出那些你必須學習去抑制的自動化行動傾向（behavioral action tendencies）。Kiesler（1996）曾說明：

> IMI是根據以下的假設建構而成的：透過評估對方（B）於互動期間的隱微反應或「影響訊息」（impact messages），或是透過評估個案自己（A）的觀察，可以有效定義且測量出該個體（A）的人際風格或被引誘出的風格。（p. 28）

　　在CBASP，A是「個案」，B是治療師。使用IMI來找出個案被喚起的風格（刺激價位），可以幫助受過訓練的治療師避免採用非建設性的方式來回應個案，不管是明顯的還是隱微的。我認為這些彷彿本能反射般的支配性和／或帶有敵意的人際反應，是會中和掉有效之治療介入的危險區域或致命反應。

---

* 圖5和6都是經過出版商 Mind Garden Inc.的特別許可才複印的，地址：1690 Woodside Road #202, Redwood City, CA 94061，電話：(650) 261-3500。擷取自 Donald J. Kiesler 的「影響訊息問卷」。版權 1991 年、1995 年為 Donald J. Kiesler 所有。在沒有作者書面同意下，禁止任何進一步的複製。

剖面圖總結表
影響訊息問卷：表 II A 象限版
Donald J. Kiesler 和 James A. Schmidt

目標對象：＿＿＿＿＿＿＿＿＿
反 應 者：＿＿＿＿＿＿＿＿＿
日　　期：＿＿＿＿＿＿＿＿＿

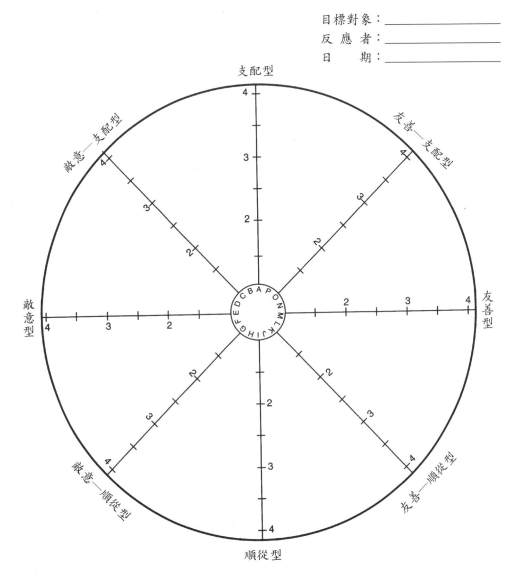

圖 5　第二節次治療結束後完成的「影響訊息問卷」

　　Kiesler（1983, 1996）使用「互補的回應傾向」（complementarity reaction tendencies）來形容治療師因為個案明顯和隱微之拉力而自然表現出的行為傾向。在心理學術語裡，「互補」一詞是用來形容「在已知對方的特定刺激價位下，想採用某種方式來對待他人」的自然行為傾向。例如，順從型人際風格（個案）自然而然拉扯出支配型的反應（粗心的治療師）；支配型人際風格（粗心的治療師）自然而然拉扯出順從型的行為（個案）；敵意型人際風格（個案）自然而然拉扯出帶有敵意的對抗反應（粗心的治療師）；而友善型人際風格（受過訓練的治療師）自然而然催使對方（個案）傾向於做出友善的互惠反應。

　　遭遇長期性個案之典型人際行為（如，順從與敵意）的心理治療師，最自然而然出現的補償反應有：(1)治療師替個案做了原本應由個案自己完成的治療工作（支配型）；以及(2)治療師採用相對應的人際退縮／人際疏離，或是帶有敵意且對抗意味的口頭表達，來回應個案孤傲且不客氣的敵意行為（敵意型）。

　　使用圖 5 所展示的 Kiesler 的 IMI，讓我們得以利用圖形來說明圖 6 所找出的影響力特徵。你可能會發現，當你在思考這些句子時，你想到其他的反應傾向；請記得，Kiesler 描述的回應都是依據每一個象限裡的 IMI 題目內容。長期性個案通常會在下面四個象限裡得到最高分（McCullough et al., 1994）：

　　*1.*順從型（無助）
　　*2.*敵意—順從型（焦慮／緊張、疏離）
　　*3.*敵意型（公開的攻擊）
　　*4.*友善—順從型（討好、諂媚奉承）

當面對以下的行為時，治療師必須抑制自己的互補型反應傾向：
　　*1.*已知個案在順從型（submissive）象限上得分最高，治療師的互補型拉力是朝向**支配型**（dominant）行為，「照我說的去做，你就會沒事。」
　　*2.*已知個案在敵意—順從型（hostile-submissive）象限上得分最高，而治療師的互補型拉力是朝向**敵意—支配型**（hostile-dominant）行為，「你的表現真令人失望，我還是親自出馬好了。」
　　*3.*已知個案在敵意型（hostile）象限得分最高，治療師的互補型拉力是朝向**敵意型**行為，「你把我惹毛了，離我遠一點。」

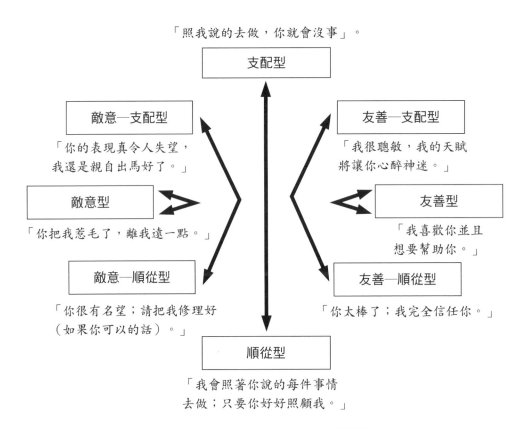

「照我說的去做，你就會沒事」。

圖 6　Kiesler 人際環形圖的象限互補性拉力

4. 已知個案在友善—順從型（friendly-submissive）象限得分最高，治療師的
互補型拉力是朝向友善—支配型（friendly-dominant）行為，「我很聰敏，
我的天賦將讓你心醉神迷。」

「受訓過之個人性涉入」意謂著，治療師拒絕了那些催使他陷入敵意位置（推
開）或支配位置（為個案做治療的工作）的互補型拉力。相反的，CBASP 的心理
治療師運用來自 IMI 有關互補型反應的資料，而得以實現某種受訓過的反補償角
色（disciplined acomplementarity role）（Kiesler, 1996）。CBASP 治療師實際上會
對個案說：「你試圖要我照你希望的方式去表現行為，這是行不通的！請用正面
的方式親自回應我，跟我相處！」例如，當個案將治療師拉向敵意這個向度，治

療師要回以親切和鼓勵，或者，當治療師自己可能出現敵意型的補償反應時，要採取順從型的回應方式（「既然你這麼做了，那麼我會等待著，看看你會如何處理這個狀況」）。採用反補償反應來面質屬於前運思期型個案（preoperational patient），就好比情境分析裡那些不相稱的需求一樣；在情境分析裡，前運思期型個案被要求採用形式運思步驟（formal operations procedures）來解決問題（參考母書 81, 92-94, 140 頁）。當實務工作者在回應時沒有採用補償反應（相似於其他人一般常會用來回應他們的方式），個案就自動被丟入一種不熟悉的人際恐懼當中，此類恐懼經過一段時間後，會活化出某種不同層次（比較具有促進性）的人際功能。此種新的「不相稱」（mismatching）經驗，可能因為治療師沒有採用個案熟悉的回應方式，而產生短暫的不舒服；可是，反補償反應卻提供個案機會來學習新的人際模式。

在第二節次治療時段後施測ＩＭＩ

「影響訊息問卷」：表ⅡA 象限量尺版（Kiesler, 1993）可以向出版商購買（Mind Garden Inc., 1690 Woodside Road, Suite 202, Redwood City, CA 94061; (650) 261-3500）。CBASP學員在第一次參與CBASP訓練工作坊的時候，就浸淫在IMI的施測和計分當中。此外，他們透過角色扮演來模擬在治療長期性個案時，會面臨到的那種將治療師拉／拖向支配位置和敵意位置的狀況。現在，我們要回到第一部的練習活動，是設計用來幫助你辨認出在治療長期性個案時，你可能會會面對的反應傾向。在做這些練習之前，請先回顧母書第八章的內容。

練習

在下面十個練習裡，請試著找出治療師的反應傾向。

1. 請閱讀每一個場景，其中描述每一名個案在治療期間裡說了和／或做了什麼。請假設你是治療師——一個處於個案行為之接收端（receiving end）的人。

註：此練習的**目標**是幫助你辨識出 Kiesler 學派所指長期性個案的人際風格，以及這些個案加諸在你身上各種不同的補償型拉力／拖力。當你閱讀這些場景時，讓你自己經驗一下個案的行為可能會帶給你的影響（如，個案的行為讓你有什麼樣的感覺／想要做什麼／想要說什麼），那麼，這些練習就非常接近真實的個案在治療情境裡實際上會帶來的影響力。不要想太多，就讓自己經驗這些拉力／拖力——只是經驗著**你的自然反應，然後選出屬於補償的拉力／拖力象限。**

2. 找出一個最能描述個案行為的人際象限。

3. 在每一個練習場景裡，從四項有關補償反應的選項裡，找出一個你「自然的」反應傾向。記住，不是問你在知道了個案的行為之後，你實際上會怎麼做，而是請問，你自然而然會覺得想要做什麼。請盡量誠實。

註：這些多重選擇的選項都是依據Kiesler套用在長期性個案之人際風格的補償型反應傾向（如，對照圖 6，支配型呼應順從型；從敵意—支配型呼應敵意—順從型；敵意型呼應敵意型；友善—順從型呼應友善—支配型）。

4. 請簡短寫下幾句話，描述一下個案讓你有什麼樣的感覺。

5. 請核對第 200-203 頁的標準解答。

治療師反應 1

「Smith 醫生，我想要請你治療我，而且只要你。你的聲名遠播，大家都知道你是最棒的。我不想將我的心理健康交到其他人的手裡。我會很高興你能夠接我這個個案。我知道每件事都將因此而變好。你是一位了不起的醫師。」

a. 選出哪一項人際風格最能形容此個案：

　　1.順從型 _____

2. 敵意─順從型 _____

3. 敵意型 _____

4. 友善─順從型 _____

b. 選擇此個案清楚加諸於你身上的補償型拉力是哪一種：

1.「照我說的去做，你就會沒事！」（支配型）_____

2.「你的表現真令人失望，我還是親自出馬好了。」（敵意─支配型）____

3.「你把我惹毛了，離我遠一點。」（敵意型）_____

4.「我很聰敏，我的天賦將讓你心醉神迷。」（友善─支配型）_____

c. 這名個案使你有什麼樣的感覺？你會想要做或說什麼？請盡可能坦誠。

_____

_____

_____

請核對第 200 頁的標準解答。

治療師反應 2

治療師：我要你列出在你生活中占有某種重要地位的人的名單。我所說的是那些將印記蓋在你身上的人，也就是那些影響你成為現在模樣的人。

個　案：我不想這麼做。我不喜歡做這樣的事情！什麼都幫不了我。我必須離開這裡。你要我做一些我做不來的事情，這件事情我就是做不來，就像其他每一件事情我也做不好一樣。我必須起身離開這裡，我不知道為什麼我還要坐在這裡。

a. 選出哪一項人際風格最能形容此個案：

1. 順從型 _____

2. 敵意─順從型 _____

3. 敵意型 _____

4. 友善─順從型 _____

b. 選擇此個案清楚加諸於你身上的補償型拉力是哪一種：

  1.「照我說的去做，你就會沒事！」（支配型） _____

  2.「你的表現真令人失望，我還是親自出馬好了。」（敵意—支配型）____

  3.「你把我惹毛了，離我遠一點。」（敵意型） _____

  4.「我很聰敏，我的天賦將讓你心醉神迷。」（友善—支配型） _____

c. 這名個案使你有什麼樣的感覺？你會想要做或說什麼？請盡可能坦誠。

_____

_____

_____

請核對第 200 頁的標準解答。

治療師反應 3

「這個禮拜我不想做家庭作業。從上次治療結束以後，我沒想到什麼其他的部分。我回家時有打算告訴先生，讓他知道他刻薄批評我做的家事，是如何傷害到我。他不斷告訴我那是他應該做的事，因為我做得不好。而我就是做不到。我在想，我最該做的就是不要再來接受你的治療。在治療裡，我會的就只有失敗而已，然後你就會像我先生一樣憎恨我。沒有用的。我的父親告訴過我，我不會有好結局——我沒有一件事情可以做好。他是對的。今天最好是我們最後一次會談。」

a. 選出哪一項人際風格最能形容此個案：

  *1.*順從型 _____

  2.敵意—順從型 _____

  3.敵意型 _____

  4.友善—順從型 _____

b. 選擇此個案清楚加諸於你身上的補償型拉力是哪一種：

  1.「照我說的去做，你就會沒事！」（支配型） _____

  2.「你的表現真令人失望，我還是親自出馬好了。」（敵意—支配型）____

3.「你把我惹毛了，離我遠一點。」（敵意型）_____

4.「我很聰敏，我的天賦將讓你心醉神迷。」（友善—支配型）_____

c. 這名個案使你有什麼樣的感覺？你會想要做或說什麼？請盡可能坦誠。

_____

_____

請核對第 200-201 頁的標準解答。

治療師反應 4

「你對我的要求太多了，我一直都無法獨自做事情。你一定要幫忙我完成我的情境分析單。告訴我如何做情境描述。做這個有什麼意義？請幫我，不然我做不來。」

a. 選出哪一項人際風格最能形容此個案：

　*1.*順從型 _____

　*2.*敵意—順從型 _____

　*3.*敵意型 _____

　*4.*友善—順從型 _____

b. 選擇此個案清楚加諸於你身上的補償型拉力是哪一種：

　1.「照我說的去做，你就會沒事！」（支配型）_____

　2.「你的表現真令人失望，我還是親自出馬好了。」（敵意—支配型）____

　3.「你把我惹毛了，離我遠一點。」（敵意型）_____

　4.「我很聰敏，我的天賦將讓你心醉神迷。」（友善—支配型）_____

c. 這名個案使你有什麼樣的感覺？你會想要做或說什麼？請盡可能坦誠。

_____

_____

請核對第 201 頁的標準解答。

治療師反應 5

「醫師，我不喜歡和別人有所牽連或瓜葛。你曾說我不信任你。沒錯，我不信任你，而且我也不打算讓自己信任你。一旦我將自己所有的雞蛋放到某個人的籃子裡，我就會受到傷害。這點將來絕對不會再發生了——在這裡絕對不會。」

a. 選出哪一項人際風格最能形容此個案：
   1. 順從型 _____
   2. 敵意—順從型 _____
   3. 敵意型 _____
   4. 友善—順從型 _____
b. 選擇此個案清楚加諸於你身上的補償型拉力是哪一種：
   1. 「照我說的去做，你就會沒事！」（支配型）_____
   2. 「你的表現真令人失望，我還是親自出馬好了。」（敵意—支配型）____
   3. 「你把我惹毛了，離我遠一點。」（敵意型）_____
   4. 「我很聰敏，我的天賦將讓你心醉神迷。」（友善—支配型）_____
c. 這名個案使你有什麼樣的感覺？你會想要做或說什麼？請盡可能坦誠。

   _____

   _____

   _____

請核對第 201 頁的標準解答。

治療師反應 6

治療師的註解：個案經常盛怒地抱怨先生的負面對待方式。她說先生所說的話語傷到了她，她將先生形容為「情緒冷感」（emotionally insensitive），她提出好多個例子來形容當她試圖跟先生分享她的感受

時，先生是怎麼樣不跟她說話。她也常常提出一些例子來形容，只要她犯了一點點小錯，先生就會如何發飆。她形容先生對她犯的每一個錯誤都「過度反應」。每當我試圖聚焦在她的行為，以及她在先生出現負面反應之前做了些什麼，她就開始哭泣，哭訴她每件事情都做不好，沒辦法將事情做對；她變得很不安和煩躁，並且抱怨我總是站在她先生那一邊，還抱怨她先生都沒有從她的立場來看事情，也沒有試著幫她的忙。每當要試圖找出是她先出現了哪些前因行為（antecedent behavior），才引發先生的反應時，就會因為她整個人開始哭了起來、自我懲罰或完全拒絕討論其行為，而根本無法進行。

a. 選出哪一項人際風格最能形容此個案：

1.順從型 _____

2.敵意—順從型 _____

3.敵意型 _____

4.友善—順從型 _____

b. 選擇此個案清楚加諸於你身上的補償型拉力是哪一種：

1.「照我說的去做，你就會沒事！」（支配型） _____

2.「你的表現真令人失望，我還是親自出馬好了。」（敵意—支配型） ____

3.「你把我惹毛了，離我遠一點。」（敵意型） _____

4.「我很聰敏，我的天賦將讓你心醉神迷。」（友善—支配型） _____

c. 這名個案使你有什麼樣的感覺？你會想要做或說什麼？請盡可能坦誠。

_____

_____

_____

請核對第 201-202 頁的標準解答。

治療師反應 7

「Hardy 醫師，當你將事情解釋一遍給我聽時，我就可以把事情看清楚。我不知道為什麼其他治療師沒有像你用的方式那樣，將事情解釋給我聽。我現在瞭解了為什麼我會憂鬱。打從我第一次看見你，我就信任你了。就是你談話的方式讓我知道我聽到了真理（the truth）。我會做每一件你要我做的事情，請持續告訴我要如何打敗這個憂鬱症。我認為你是一位非常棒的治療師。」

a. 選出哪一項人際風格最能形容此個案：

    *1.*順從型 _____

    *2.*敵意—順從型 _____

    *3.*敵意型 _____

    *4.*友善—順從型 _____

b. 選擇此個案清楚加諸於你身上的補償型拉力是哪一種：

    1.「照我說的去做，你就會沒事！」（支配型）_____

    2.「你的表現真令人失望，我還是親自出馬好了。」（敵意—支配型）____

    3.「你把我惹毛了，離我遠一點。」（敵意型）_____

    4.「我很聰敏，我的天賦將讓你心醉神迷。」（友善—支配型）_____

c. 這名個案使你有什麼樣的感覺？你會想要做或說什麼？請盡可能坦誠。

_____

_____

_____

請核對第 202 頁的標準解答。

治療師反應 8

個　案：醫師，每當你將焦點集中在我身上，並詢問我為什麼要那麼做的時候，

我真的很緊張。我覺得自己變得赤裸裸的毫無遮掩，我不喜歡別人那麼清楚知道我這個部分。

治療師：你能否給我一個何時你也有這種感覺的例子。

個　案：好……上個禮拜，那時我們針對老闆和我之間的爭執進行情境分析。我必須專注在那個情境對我的意義上，專注在我說了什麼，以及我是怎麼說的。我變得好緊張，無法好好思考。我不喜歡跟你或其他人談論我自己。以前每一次我這麼做的時候，我都是一點也不吭聲、變得安靜，什麼事情也不說。

治療師：你因為坦露自己而會感覺到的不安，是來自於哪裡呢？

個　案：過去當我告訴父母我做了什麼，我的父母總是處罰我。我總是有不對的地方，我承認，但我很早就學到要隱藏我的行蹤，不管是說謊還是什麼也不說。我做不來這些情境分析。你和我必須嘗試其他的治療方式。CBASP治療法對我沒有用，我就是沒辦法這樣談論自己。對我來說，這實在太可怕了。

a. 選出哪一項人際風格最能形容此個案：

　　1. 順從型 _____

　　2. 敵意—順從型 _____

　　3. 敵意型 _____

　　4. 友善—順從型 _____

b. 選擇此個案清楚加諸於你身上的補償型拉力是哪一種：

　　1.「照我說的去做，你就會沒事！」（支配型）_____

　　2.「你的表現真令人失望，我還是親自出馬好了。」（敵意—支配型）____

　　3.「你把我惹毛了，離我遠一點。」（敵意型）_____

　　4.「我很聰敏，我的天賦將讓你心醉神迷。」（友善—支配型）_____

c. 這名個案使你有什麼樣的感覺？你會想要做或說什麼？請盡可能坦誠。

_____

請核對第 202 頁的標準解答。

治療師反應 9

治療師：你會做什麼來認識你病房的個案？

個　案：我只是看看病歷。

治療師：我的意思是，你會做什麼來建立你們之間的關係？

個　案：盡可能不要。我好多時間都待在護理站。如果他們很安靜，我就會跟他們說說話——但也只是短暫地說一下話而已。

　　　a. 選出哪一項人際風格最能形容此個案：

　　　　　1.順從型 ＿＿＿＿＿＿

　　　　　2.敵意—順從型 ＿＿＿＿＿＿

　　　　　3.敵意型 ＿＿＿＿＿＿

　　　　　4.友善—順從型 ＿＿＿＿＿＿

　　　b. 選擇此個案清楚加諸於你身上的補償型拉力是哪一種：

　　　　　1.「照我說的去做，你就會沒事！」（支配型）＿＿＿＿＿＿

　　　　　2.「你的表現真令人失望，我還是親自出馬好了。」（敵意—支配型）＿＿＿＿

　　　　　3.「你把我惹毛了，離我遠一點。」（敵意型）＿＿＿＿＿＿

　　　　　4.「我很聰敏，我的天賦將讓你心醉神迷。」（友善—支配型）＿＿＿＿＿＿

　　　c.這名個案使你有什麼樣的感覺？你會想要做或說什麼？請盡可能坦誠。

　　　＿＿＿＿＿＿＿＿＿＿＿＿＿＿＿＿＿＿＿＿＿＿＿＿＿＿＿＿＿＿＿＿

　　　＿＿＿＿＿＿＿＿＿＿＿＿＿＿＿＿＿＿＿＿＿＿＿＿＿＿＿＿＿＿＿＿

　　　＿＿＿＿＿＿＿＿＿＿＿＿＿＿＿＿＿＿＿＿＿＿＿＿＿＿＿＿＿＿＿＿

請核對第 203 頁的標準解答。

治療師反應 10

治療師的註解：這名個案第一次來做治療的時候，看起來很疏離、非常緊張，然後坐到了椅子上。她沒有跟我說話，也沒有任何短暫的眼神交會。手掌朝上，雙手像是懇求的樣子，打開地放在她的膝蓋上。這名

個案一直看著地板或牆壁。當我問到她為什麼來做治療時,她用非常平靜、幾乎聽不到的回應方式,表示她已經憂鬱一段時間了。她不會自己主動說話,除非我提問,然後是用幾近痛苦的方式來回應。第一次治療的時間結束時,我注意到她看起來很緊張、疲憊和精疲力盡。下次的治療約在下個禮拜,我希望下次治療不要再那麼困難了。

a. 選出哪一項人際風格最能形容此個案:

　　*1.*順從型 _____

　　*2.*敵意—順從型 _____

　　*3.*敵意型 _____

　　*4.*友善—順從型 _____

b. 選擇此個案清楚加諸於你身上的補償型拉力是哪一種:

　　1.「照我說的去做,你就會沒事!」(支配型) _____

　　2.「你的表現真令人失望,我還是親自出馬好了。」(敵意—支配型) ____

　　3.「你把我惹毛了,離我遠一點。」(敵意型) _____

　　4.「我很聰敏,我的天賦將讓你心醉神迷。」(友善—支配型) _____

c. 這名個案使你有什麼樣的感覺?你會想要做或說什麼?請盡可能坦誠。

　　_____

　　_____

　　_____

請核對第 203 頁的標準解答。

第一部之練習的標準解答

治療師反應 1

a. 友善—順從型。

b. 友善—支配型。

c. 這類個案都是用這種諂媚阿諛的方式和心理治療師互動。治療師的任務就是拒絕在面對過度的諂媚時，陷入過度有自信的補償型反應裡（友善—支配型），並且把持好治療的任務方向。幫助個案變得更獨立和自我肯定，才是治療的目標〔如，「使互動時彼此平等」（even things up），這樣個案才能以比較真實的方式來看待治療師〕。

治療師反應 2

a. 敵意型。

b. 敵意型。

c. 這就是來回搖擺的個案類型，而且來自四方的打擊將落在治療師的下顎。面對此情形，大多數心理治療師直覺反射的拉力／拖力就是，會覺得、會想到或會想說：「將你自己繃緊一點！如果不想和我一起進行治療，就滾出我的辦公室！」以敵意來對抗敵意，是屬於反射性的補償型反應。因為此種反應通常沒有建設性，所以CBASP治療師要學會其他的回應方式（對於新手來說，是要管理這類攻擊）（請參考母書 192-199 頁）。

治療師反應 3

a. 敵意—順從型。

b. 敵意—支配型。

c. 如果你的回應像是：「該死，妳一直都沒有將學過的全部內容都融會貫通在一起！我以為我們上週已經將這個部分全都處理好了。或許只要我和妳一起回家並且握著妳的手，妳就敢站出來面對家裡的糟老頭。」那麼你的

反應和我類似！Skinner（1956）曾經說過，如果生命體（organism）沒有照我們想要的那樣去表現行為，那就是我們要求得太多太快了；生命體「總是照它們應該有的模樣來表現行為」（Skinner, 1956, p. 233）。在這種情況下，有必要抑制自己敵意—支配型的補償型反應。但這名個案還沒有準備好去改變她自己的行為。

治療師反應 4

a. 順從型。

b. 支配型。

c. 此處的拉力／拖力就是要治療師接手來做，扮演一個支配角色（補償型回應），然後去做個案該做的治療工作。建立你的治療結構（structure your sessions），讓個案去做所有他該負責的工作。在執行這點的時候，是相當費力、耗時且通常是令人挫折的。但是，請不要改用其他的方式！試著自問：「我的支配反應的補償型回應是什麼呢？」那你自然就會瞭解了！——順從型！維持個案的順從特性，並不是長期性個案的心理治療目標。

治療師反應 5

a. 敵意型。

b. 敵意型。

c. 傾聽這類個案說話，會讓人想要說，「滾出我的視線！你的利爪已經將我撕爛了。」如前所述，用敵意型反應來回應敵意，就是補償型的反應，而且總是無效的。治療師可以停下來確認一下，當自己和其他人討論這個心理治療時，自己是否是對方言談的主要衝擊對象。用特定的 SA 工作，以及使用人際區辨練習來開啟不同的人際互動路徑，而使這些在治療內出現的激烈言語發生短路（short-circuiting），是一種治療得以繼續進行的較佳方法。

治療師反應 6

a. 敵意—順從型。

b. 敵意—支配型。

c. 當個案重複逃避有問題的情境，治療師會覺得很挫折。自然反射的拉力／拖力就是下列的反應傾向：「下地獄去吧！別再哭泣和發牢騷了，開始處理問題吧！」這是屬於敵意—支配型的互補反應。你的挫折感是正常且預料中的情形。抑制這些反應傾向，值得我們努力學習。此處的關鍵是，持續協助個案將焦點集中在 SA 工作上，並且使 SA 這個方法向個案證明，她對待先生的行為方式正好讓這個問題存續下來。

治療師反應 7

a. 友善—順從型。

b. 友善—支配型。

c. 你的內心是否感覺到一絲溫暖和被奉承，而想要讓個案更加深印象？如果你有這樣的情形，這是十分常有的反應。可是，你必須抑制這個反應傾向，並且持續協助個案將焦點集中在她的行為後果上。她的友善—順從型風格的其中一項後果就是，她輕忽自己的長處，以及一直專注在他人的優點上。此時的目標是加強她重視自己的長處，並矯正她過度專注他人優點的情形。

治療師反應 8

a. 敵意—順從型。

b. 敵意—支配型。

c. 個案稍稍地懇求治療師，將他從「熱椅」上解救出來。顯然，他對 SA 這個方法感到不舒服，因為他害怕要在治療師面前暴露自己的缺失。補償型的反應可能像是：「喔──別這樣，沒那麼糟啊！集中在這些議題上，你又不會死！」這不是明智之舉。再次強調，持續在 SA 中將焦點集中在行為的後果上，一段時間後應該會減少這樣的焦慮。使用人際區辨練習（IDE）來證明，治療師對他的困難／他錯誤的反應是十分不同於他的父母。個案的不舒服不會很快就被解決；這真的需要一些時間來處理。

治療師反應 9

a. 敵意型。

b. 敵意型。

c. 補償型反應可能是下列的情形:「我的老天啊!為什麼我今天要來上班呢?這個白癡可有得受了。我覺得好像我得拿出所有我的專業認證。我真希望他別再出現了!」這位充滿敵意的個案對我們所有治療師來說都是很棘手的。憤怒推使每個人離開並和他人保持距離。治療的目標不是用這樣的回應方式,而是要幫助這名個案學習跟其他拒絕讓自己被這名個案推開的人(心理治療師)建立關係。

治療師反應 10

a. 敵意—順從型。

b. 敵意—支配型。

c. 第一部的許多場景所處理的都是敵意—順從型個案。這是因為我們的辦公室滿滿都是這樣的個案。藉由向這名女士證明她的行為所帶來的影響,可以避免想要做出敵意—支配型反應的傾向。她在不知不覺當中,透過敵意—順從型的行為方式來驅使其他人離開。SA將舉出這個實情,而人際區辨練習(IDE)也會。此外,IDE有助於她將治療師的正面行為和重要他人的負面行為區分開來。因此,她將會看到她用來對待心理治療師的敵意—順從型行為的不恰當之處。SA將證明,當她使用這樣的反應風格,將會如何無法達成她渴望的結果。

第二部

帶至移情假設之建構工作的各項步驟

A. 引導出有關因果的結論

在第一部，我幫你瞭解到，若能覺察到長期性個案的人際刺激價位，將可使你敏察到他們加諸於你身上的支配型或敵意型拉力／拖力。一旦抑制了這些互補型的反應傾向，就可以有效實施受訓過之個人性涉入來矯正個案的行為。基於此項目的而採用的技術就是人際區辨練習（IDE）。IDE 強調人際行為導致的結果，教導個案使用形式運思，並且提升改變的動機。使用 IDE 時，你將學到：(1)取得一份「重要他人史」；(2)從重要他人史當中，推演出個案在因果關係上所做出的結論；以及(3)建構出一或多項的移情假設。在進行這些可以帶來移情假設之整體描繪（transference hypothesis formulation）的步驟時，你也將獲得練習的效果。

移情，或者說是個案過去習得用來對待他人（包括治療師）的行為模式，是 CBASP 治療師關注的一項重要事項。大多數長期性憂鬱個案很輕易就能回想起過去的成長過程史，包含其中的創傷經驗。他們經常將負面的人際經驗，以及從成長過程自然發展出來的明顯行為轉嫁到治療關係上。如果想治療成功，通常必須前瞻性地矯正負面的移情（負面移情具有一種人際阻礙的功用）。如果有關負面移情的各種問題沒有被比較恰當的人際期望及行為加以矯正或取代，這些問題將破壞治療師和個案的關係，並且妨礙個案改變。矯正這些習得的負面人際期望及行為，正是 IDE 的目標。

第二節次治療的簡介

第二節次的治療是用來取得重要他人史。在蒐集這些歷史資料時，個案被要求從整體來描述一些因果型假設（causal hypotheses），以說明和每一位重要他人一起生活成長如何影響到他們的生活方向。要求個案找出重要他人的行為和這些

行為的影響之間在因果上的關連性，就是一種不相稱的練習活動（a mismatching exercise），這樣的練習正需要運用到形式運思能力（formal operational thinking）。要求這些前運思期型個案這麼做，是基於兩項理由：為了幫助他們開始從因果的角度來思考他們的生活（用一種「如果這樣……然後就會那樣……」的方式），以及為了取得任何由個案做出有關因果的訊息，這樣與形成的移情假設就會是相關的（relevant）。

第二節次治療完成後，心理治療師運用「這些被個案回憶出來的歷史材料」以及「個案對重要他人名單上的每個人物所做出的因果型結論（causal conclusions）」，而針對每一位重要他人推導出一些有關因果的結論（causal theory conclusions）。

讓我們舉一個例子，這是一位男性個案（由一位女性治療師負責治療），他提到母親在他表現出任何的情緒時，會用一種嘲諷的方式來懲罰他。當被問及和他的母親一起生活長大，如何影響到他目前採取的生活方向〔因果型思考（causal thinking）〕，他回應時提到因為母親的緣故，他總是沉默寡言而不讓任何人知道他的感受，尤其是女性。治療師根據這些和母親有關的歷史資料，推導出有關因果的結論如下：

有關母親的因果結論：「當我和其他人一起相處，尤其是女性，我無法表達我的感受。我總是不吭聲，讓我的感受離我遠遠的。」

然後，依據從好幾項有關因果的結論裡得出諸多明顯的人際議題，就可以建構出一或兩項移情假設（參考母書 100 頁的表 5.1 介紹了一個範例，說明這個程序是如何進行的）。

我將會離題一會兒，重申建構有關因果的結論時，必須串連到的四項移情假設範疇（transference hypotheses domains）。切記，每一項假設特別用來描述個案相信自己和治療師相處時將會是什麼樣的情形。有關親密／親近（intimacy/closeness）的假設已在上述的範例裡提及，接下來的情境是個案透過口語或非口語的方式，向心理治療師表達／揭露某個特殊的情緒需求／問題（particular emotional need/problem）。例如，某位曾和她的父親發生近親亂倫的個案，經常將治療關係

所有的面向都賦予性的特徵。當她感到害怕、孤單，或是對事情猶豫不決或混淆不已時，她通常會做出暗示性的交涉。她的男性治療師辨認出這些情緒需求，透過不重複她父親的行為，治療師幫助這名女性個案將她的害怕、孤單，以及混淆的情緒需求與性的生理喚起（sexual arousal）區分開來。然後他教導這名個案根據感受到的特殊需求來採用不同的行為方式。例如，如果她感到害怕或孤單，她可以告訴治療師；如果對事情猶豫不決或混淆不已的時候，她學會將困惑的經驗標出名稱，並且和手邊的問題串連起來。

一項移情假設會涵蓋到的另一項人際範疇，涉及心理治療師的**失敗或犯下的錯誤**。早發型個案規律地出現某種成長史特徵，也就是一旦失敗就會受到嚴重的懲罰或嘲弄。當這類主題變得很明顯時，就可以整體描繪出一項移情假設，並且透過使用 IDE，幫助個案區分出治療師的接納行為和重要他人的負面反應，實務工作者就可以幫助個案因應某個知覺到的失敗。

最後一項人際移情牽涉到的是，個案（在口語或非口語方面）從治療師那裡經驗到的和／或以行動對治療師表現出來的**負面**情感。這些情緒需求可能包括害怕、挫折、生氣、羞愧、罪惡、失望等等。再次地，個案將會描述一個「只要表達負面情感就會造成人際上被拒絕或澈底的懲罰」的重要他人史，然後就可以建構出一項移情假設來含括那些「經驗到或表達出負面情感」的場景。再次地，請切記移情假設是用來特別指稱個案（隱微地或明顯地）相信和治療師相處時將會發生的情景。

讓我們回到上述的案例，看看治療師如何建構出其中一項移情假設。

有關母親的因果結論，影響到治療師會如何建構在**親近／親密**範疇的移情假設。此假設將被套用到任何一種可能發生配對情形（the pair）的人際**親近／親密**經驗。如上所述，移情假設總是以「如果這樣……然後就會那樣……」的方式來陳述的，其中會嵌入治療師的名字（治療師是移情假設句子裡的主角）。女性治療師建構了以下的假設：

> 「如果我讓Samuel醫師知道我（對任何事情）的感受，然後她就會懲罰／嘲弄我。」（親近／親密範疇）

一旦整體描繪出假設，就可以前瞻性地用在 IDE 裡，以幫助個案將「母親在個案揭露情緒之後所表現出來的破壞性結果」和「Samuel 醫師對相同行為所回饋的正向結果」區分出來。

對於移情假設，必須給你最後一項警告。請限制自己，每位個案不要做出超過一或兩項的移情假設。一或兩項的移情假設將已足夠或將能給你恰當的時間來處理人際層面的期望和行為兩部分。關於移情建構的經驗法則是：

規則：請簡潔。只針對最突出的人際議題建構移情假設！如果辨認出超過兩個議題，請選出兩個最突出的問題範疇，然後在整個治療期間好好處理。

回顧

請回顧母書（92-96 頁）有關如何獲得重要他人史的步驟，並摘要如下：

1. 要求個案回想過去他／她的生活，然後列出主要的玩伴／重要他人。強調一下，我們並不是要個案列出那些只是認識的人或朋友，而是那些曾經對個案有重大影響，而使個案後來成為他們目前模樣的人。

2. 請注意這些具有重大影響的重要他人，可能不是扮演正面角色就是扮演負面的角色。

3. 請依據個案提供時的順序，寫下這份名單。

4. 當完成這份名單，依據個案提供的順序來回顧。（不要根據你自己的揣測，而重新排列名單上誰是最重要的、誰是次重要的等等的次序。）

5. 記錄這份名單，要求個案告訴你每一位重要他人如何留給他／她深刻的印記；也就是，請個案對你說明該人如何影響他所採取的生活方向。註：這是一個要個案找出因果關係的要求，也就是要求個案將「重要他人的行為」和「這些行為對個案的生活的影響」串連起來。

6. 不要對個案暗示任何與因果有關的關連性。讓個案在沒有協助的情形下自己做這項工作。如果個案無法建構有關因果的關連性，就換名單上的下一位，並再試著做一次。大多數個案將至少能夠做出重要他人的行為和影響之間基本的關連性。

7. 避免讓個案順著意識流而雜亂無章地描述著發生在某位重要他人身上的事

件。這類訊息不會引導我們得到「如果這樣……然後就會那樣……」的因果關係結論。

8. 如果一名個案提供的名單超過七位（有些強迫意念型個案通常會這麼做），在取得第七位之後，就停止資料蒐集的動作。

9. 如果基本的重要他人不在這份名單內（如，母親、父親、兄弟姊妹），應該要詢問省略的理由。如果雙親之中有一人或兩人都被省略而沒有提及，在蒐集過去史和因果關係的資料時，應該取得有關父母每一方的部分。

回顧母書（93-94頁）有關重要他人史的目標的內容，並摘要如下：

1. 個案找出「重要他人的行為」和「這些行為對個案生活的影響」之間在因果上的關連。

註：有些前運思期型個案將無法做這些連結。當這樣的情形發生，治療師必須使用那些最未被確認的訊息來整體描繪有關因果的結論以及移情假設。

練習

以下是六個試著找出治療師的錯誤的練習。在每一個練習裡：

1. 請先瀏覽治療師在重要他人史程序裡所做的提示。

2. 使用上述所列出治療師指南，找出所做提示的錯誤，並寫在空白列上。

3. 請核對第212頁的標準解答。

治療師的錯誤 1

「請告訴我那些跟你很親近的人的姓名，我會將他們列出來。」

明確指出錯誤並寫下來：＿＿＿＿＿＿＿＿＿＿＿＿＿＿

＿＿＿＿＿＿＿＿＿＿＿＿＿＿＿＿＿＿＿＿＿＿＿＿＿＿

請核對第212頁的標準解答。

治療師的錯誤 2

「你已經給了我十三個人的名單。讓我們再回顧一遍這個名單,我將詢問你一些有關他們的事情。」

明確指出錯誤並寫下來:_____

_____

_____

請核對第 212 頁的標準解答。

治療師的錯誤 3

「妳已經給了我六個重要他人的名單:母親、父親、妳的哥哥 Philip、妳的奶奶、妳的女友Shirley,還有妳的先生Bill。讓我們從Bill先開始。請告訴我 Bill 如何影響妳成為妳現在的模樣。」

明確指出錯誤並寫下來:_____

_____

_____

請核對第 212 頁的標準解答。

治療師的錯誤 4

「讓我們再瀏覽一次你提出的名單,一個一個來談。告訴我你小時候曾對這份名單上的第一位重要他人做了些什麼——這應該是你母親。」

明確指出錯誤並寫下來：_____

_____

_____

請核對第 212 頁的標準解答。

治療師的錯誤 5

「你第一位列出你的母親，並提到她老是在你所做的每一件事情上挑剔你的毛病，你還說她現在仍舊如此。你想這會不會可能就是為什麼現在你這麼難和你所約會的女性相處的原因？」

明確指出錯誤並寫下來：_____

_____

_____

請核對第 212 頁的標準解答。

治療師的錯誤 6

「你在重要他人史名單上給了我六個人的姓名：父親、母親、你的姊姊Theresa、你的四年級導師 Harrington 先生、你的奶奶，還有你的叔叔Bob。讓我們一個一個重新瀏覽一次，看看我們是否能夠精確指出每個人如何留給你深刻的印記。每當你談到這份名單上的每一個人，請試著幫我瞭解這個人當時給你什麼樣的影響，而使你後來成為你現在的模樣。在你談論這份名單上的每一個人的時候，我將會做些筆記。讓我們從你的父親開始，他當時給你什麼樣的影響，而使你後來成為你現在的模樣？」

明確指出錯誤並寫下來：_____

_____

_____

請核對第 212 頁的標準解答。

第二部A之練習的標準解答

治療師的錯誤 1

1. 沒有要求回顧和重要他人一起生活的情形。

2. 沒有向個案具體說明重要他人，也沒有向個案說清楚重要他人的定義。

3. 沒有努力列出對個案有正面或負面影響的人。

治療師的錯誤 2

1. 名單裡列出的人太多了。

2. 沒有努力說明這個練習的目標，是找出每一位重要他人對個案有什麼樣（正面或負面）的影響。

治療師的錯誤 3

1. 治療師重新排列了個案提出的名單順序。

治療師的錯誤 4

1. 治療師給了一個不恰當的提示，想取得有關母親的過去史資料。此處的目標是決定母親對個案的影響，而不是描繪個案對母親做過什麼。

治療師的錯誤 5

1. 治療一開始在判斷個案的母親「仍舊在每一件事情上挑剔你」是對的。

2. 可是，他／她犯了一個錯誤，就是對個案提議一個有關因果的結論。請治療師務必讓個案自己做出因果上的關連。

治療師的錯誤 6

1. 這個提示是符合標準的表現。

B. 推導出有關因果的結論

回顧

請回顧母書（97-102 頁）裡關於「推導出有關因果的結論」的內容並摘要如下：

1. 請用一個句子，摘述個案對於每位重要他人所做的因果型推論（**正確的提示**：「和這個人一起生活長大感覺怎麼樣，以及這個人如何影響你所採取的生活方向？」或是「這個人給你的人生留下什麼樣的『印記』（the stamp）？」）。

2. 這個描述句應該（用一種假設性的方式）從因果上將「重要他人的行為」和「個案當前的行為或普遍有的期望」串連起來。

範例

「我的父親對我性騷擾；**因此**，我預期男人都會試圖利用我。」

「我母親從來沒有愛過我；**因此**，沒有一個人會愛我或照顧我。」

「我的父親從沒為我做過什麼，只說過我是個『敗筆、失敗者』；**因此**，我預期所有男性的權威者都會這樣對待我。」

「每一次我要求父親幫忙我，他就會嘲笑我並告訴我：『兒子啊，真正的男子漢是不需要其他人的幫助。』**因此**，我從來不要求我所需要的東西。」

「每一次只要我犯錯或搞砸了，我母親就會懲罰我；**因此**，每當我犯錯，我不是對其他人隱藏我的錯誤，就是遠離其他人〔辭職、從不約一個女人第二次等等〕。」

「當我到了青春期，胸部開始發育，看起來像個女人的時候，我的父親

幾乎沒有跟我說過話；因此，男人不會照顧女人，他們要的只有性而
已。」

練習

下列有五個關於因果關係結論的練習。在每一個練習裡：

1. 先回顧每一個場景（擷取自治療師的筆記），其中描述了重要他人對個案
   的影響。

2. 試著從每一個摘述了因果型影響的場景裡，推導出只用一個句子來描述的
   結論。

   範例：如果一位男性個案在其重要他人史裡，回想出許多的例子，是關於
   　　　他的父親因為他犯錯而如何處罰他，然後推導出的因果關係結論可
   　　　能如下：「如果我犯了錯，那麼我將被處罰。」如果這個「要為自
   　　　己犯下的錯而接受懲罰」的議題，是以一種在個案生活中相當重要
   　　　的動機（motif）的身分出現在重要他人史，那麼，這個議題將成為
   　　　與「在和治療師相處時犯了錯」之移情假設有關的一項候選項目（尤
   　　　其是當治療師是男性時）。

3. 請為每一項因果關係結論指出「最適合」（best-fit）的移情假設範疇：親
   密／親近；情緒上的需求／問題；失敗或犯錯；對治療師這個人感受到／
   經驗到負面的情感。

4. 請核對第 218 頁的標準解答。

有關因果的結論 1

重要他人史：母親

「她老是喝很多酒，而且當她發飆時，其實大多數的時間都是這樣，她
會用皮帶處罰我和妹妹。在被鞭打後好幾天裡，我都會讓小狗待在我的
背後或腳邊。我會因為每一件我做錯的事情而被鞭打。甚至如果我將任

何一個我在晚餐時用過的餐盤留在餐桌上，忘了拿到洗碗槽，那麼我就會挨打。即使到了今日在工作上，或是當我和妻子相處時，如果我犯了錯或搞砸了事情——即便只是一些小事情，我的胃就會像打了死結一樣。這很荒謬，不是嗎？」

a. 有關因果的結論：＿＿＿＿＿＿＿＿＿＿＿＿＿＿＿＿＿＿＿

＿＿＿＿＿＿＿＿＿＿＿＿＿＿＿＿＿＿＿＿＿＿＿＿＿＿＿＿＿＿＿

＿＿＿＿＿＿＿＿＿＿＿＿＿＿＿＿＿＿＿＿＿＿＿＿＿＿＿＿＿＿＿

b.「最合適的」移情假設範疇：＿＿＿＿＿＿＿＿＿＿＿＿＿＿＿

＿＿＿＿＿＿＿＿＿＿＿＿＿＿＿＿＿＿＿＿＿＿＿＿＿＿＿＿＿＿＿

請核對第 218 頁的標準解答。

有關因果的結論 2

重要他人史：父親

「他一直都是喝醉酒的樣子。當他喝醉了，他就會來我的房間，進到我的被窩裡。我總是假裝我睡著了。他會摸我的胸部，然後將他的手指伸入我的陰部。我可以聽到他沉重的呼吸，聞到酒的味道。我總是假裝我是其他人或是在其他的地方，到了一個我不會感覺到他對我所做的事情的地方。他會射精在我身上，然後離開。我從來沒有和男人有過好的關係。當我開始喜歡某個男人的時候，我就開始變得很神經質，最後會拒絕和對方出去。這些男人真的一點也不瞭解我為什麼會這樣。」

a. 有關因果的結論：＿＿＿＿＿＿＿＿＿＿＿＿＿＿＿＿＿＿＿

＿＿＿＿＿＿＿＿＿＿＿＿＿＿＿＿＿＿＿＿＿＿＿＿＿＿＿＿＿＿＿

＿＿＿＿＿＿＿＿＿＿＿＿＿＿＿＿＿＿＿＿＿＿＿＿＿＿＿＿＿＿＿

b.「最合適的」移情假設範疇：＿＿＿＿＿＿＿＿＿＿＿＿＿＿＿

＿＿＿＿＿＿＿＿＿＿＿＿＿＿＿＿＿＿＿＿＿＿＿＿＿＿＿＿＿＿＿

請核對第 218 頁的標準解答。

有關因果的結論 3

重要他人史：母親

「在我們成長的過程裡，我的母親從不在身邊。我記得放學回家時，她從不在家。我通常要為兩位弟弟準備晚餐，不然沒有其他人會這麼做。我就好像是在扮演弟弟的『母親』。當她回來時，她幾乎沒跟我說過話。我記得我曾走向她，詢問她某些事情怎麼做，像是怎麼操作洗衣機，她總是說『改天再問我』。我真的不知道她是什麼樣的人。如果我有需要任何東西，或是需要任何建議或幫助，我絕不會找她。事實上，在我有需要的時候，我不會找任何人。這樣來看的話，我好像是真的喜歡她。我不想要喜歡她，但我實際上卻是！」

a. 有關因果的結論：＿＿＿＿＿＿＿＿＿＿＿＿＿＿＿＿＿

＿＿＿＿＿＿＿＿＿＿＿＿＿＿＿＿＿＿＿＿＿＿＿＿＿＿

＿＿＿＿＿＿＿＿＿＿＿＿＿＿＿＿＿＿＿＿＿＿＿＿＿＿

b.「最合適的」移情假設範疇：＿＿＿＿＿＿＿＿＿＿＿＿

＿＿＿＿＿＿＿＿＿＿＿＿＿＿＿＿＿＿＿＿＿＿＿＿＿＿

請核對第 218 頁的標準解答。

有關因果的結論 4

重要他人史：哥哥

「每一件他試著去做的事情，他都表現得很傑出。他的學業成績全都得到 A，他也是籃球和田徑方面的全方位運動員，他還因為優秀的 SAT 分數進入了一流大學，且在大學裡成績優良。他現在是一個成功的商人。天啊，我在高中的時候就放棄跟他競賽了。我從來沒有達到標準過。其他人一直期待我能像他一樣──我的父母、老師、教練、每一個人。我

知道我總是讓人失望，他們最後會變得很討厭我。你最後也會變成這樣的，不信你等著看！你最後會對我感到失望。我就是說服不了任何一個開始真正瞭解我的人。我天生就是個失敗者。」

a. 有關因果的結論：＿＿＿＿＿＿＿＿＿＿＿＿＿＿＿＿＿＿＿＿＿

＿＿＿＿＿＿＿＿＿＿＿＿＿＿＿＿＿＿＿＿＿＿＿＿＿＿＿＿＿＿＿＿

b.「最合適的」移情假設範疇：＿＿＿＿＿＿＿＿＿＿＿＿＿＿＿＿＿

＿＿＿＿＿＿＿＿＿＿＿＿＿＿＿＿＿＿＿＿＿＿＿＿＿＿＿＿＿＿＿＿

請核對第 218 頁的標準解答。

有關因果的結論 5

重要他人史：父親

「我的父親是 Quantico 的海軍教官。他服役二十年後，於 1995 年下半年退役。退役後，他在一家卡車貨運公司擔任保全人員。我很同情那些在他工作結束後跟他相處的人。父親要求我以尊重的心情去做每一件事情。對他，我總是得回答：『是，長官——不，長官。』每件事情都是長官。有一次，我很氣他，並告訴他，因為他不公平且不合理，而令我氣他。我卻因為『不服從』而被禁足一週。他從來不會想要聽聽我在生氣什麼，或是其他任何的負面感受。我被教導要表現得像個『海軍的小孩』。如果我不喜歡什麼事情或什麼人，我被教導要閉上嘴巴，然後做好自己分內的工作。我一直都是這個樣子。」

a. 有關因果的結論：＿＿＿＿＿＿＿＿＿＿＿＿＿＿＿＿＿＿＿＿＿

＿＿＿＿＿＿＿＿＿＿＿＿＿＿＿＿＿＿＿＿＿＿＿＿＿＿＿＿＿＿＿＿

b.「最合適的」移情假設範疇：＿＿＿＿＿＿＿＿＿＿＿＿＿＿＿＿＿

＿＿＿＿＿＿＿＿＿＿＿＿＿＿＿＿＿＿＿＿＿＿＿＿＿＿＿＿＿＿＿＿

請核對第 218 頁的標準解答。

第二部B之練習的標準解答

有關因果的結論 1

1. 對於我的母親：「我預期只要我一犯錯，就要接受嚴厲的懲罰。」
2. 在治療師面前失敗或犯錯。

有關因果的結論 2

1. 對於我的父親：「和男人親近，意謂著我將遭受性方面的侵害或傷害。」
2. 和治療師的親密／親近。

有關因果的結論 3

1. 對於我的母親：「我從未能從其他人那裡獲得任何我需要的部分。」
2. 在和治療師的關係裡，感覺到情緒上的需求／問題。

有關因果的結論 4

1. 對於我的哥哥：「我將來一定不會達到標準的；跟那些真正開始認識我的
   人相處，我整個人都緊繃起來——我天生就是個失敗者。」
2. 和治療師的親密／親近。

有關因果的結論 5

1. 對於我的父親：「我不能對任何人表達任何負面的感受——我必須保持正
   向的模樣，並且做好分內的責任。」
2. 對治療師感受到／表達出負面感受。

C.建構移情假設

回顧

回顧母書（96-105 頁）有關建構移情假設的內容，並且摘要如下：

1. 當你完成重要他人史的練習，回顧一下你有關因果的結論，並且建構一或兩項代表最嚴重之人際議題／問題的移情假設。

2. 「如果這樣……然後就會那樣……」的移情假設格式做到了兩個層面：(1)將屬於前因的問題事件／情境（「如果這樣」的部分有發生的話）賦予名稱；以及(2)描述了預期中的負面結果〔根據有關因果的結論（「……然後就會那樣……」的部分將會發生）〕。治療師將自己取名為傷害性結果的遞送者（the deliverer）。

3. 關於移情假設之四個建構範疇的範例如下：

   a. 「如果我和Smith醫師變得親近，那麼她就會拒絕我。」（親密／親近）

   b. 「如果我需要向 Gannon 尋求情緒上的支持以面對我的配偶，那麼他就不會想要提供給我。」（情緒上的需求）

   c. 「如果我在和 Holcombe 醫師相處時做不好（失敗）或犯錯，那麼他就會嘲笑我，並且讓我覺得自己像個低能兒一樣。」（失敗／犯錯）

   d. 「如果我生氣 Sylvia 醫師並且讓他知道我的感受，那麼他就會拒絕我，並且告訴我不要再回來找他。」（負面情感）

練習

以下有四個關於移情假設的練習。在每一個練習裡：

1. 注意每個練習裡個案和治療師的性別。

2. 回顧從重要他人史內容裡擷取出來的有關因果的結論。

3. 選出最嚴重的人際議題／問題，然後建構一項「如果這樣……然後就會那

樣……」的移情假設。

4.將治療師的名字當成傷害性結果的遞送者。

5.標定出隱含的移情範疇。

6.請核對第 225 頁的標準答案。

移情假設 1

牽涉的人：女性個案；女性治療師，Davis 醫師

有關因果的結論：母親

「如果在和母親相處時犯了錯，我就會被關在家門外；因此，我特別努力不要犯任何錯誤。當我犯了錯，我總是等著吃藤條。我試著在我做的每一件事情上達到完美。這樣的話，我就可以避免自己犯錯。」

有關因果的結論：父親

「我的父親沒有和我一起做過什麼事情。事實上，他很少跟我在一起，因為他總是在工作。我不預期男生會對我有多大的興趣。他們似乎也沒有。」

有關因果的結論：姊姊

「Betty 老是欺負我，我們彼此競爭不已。現在只要我們在一起，我們仍舊彼此較勁。我認為我一直和大多數我所遇到的女人彼此競爭。」

a. 建構一項移情假設，以便指出最嚴重的人際問題：

_____

b. 找出隱含的移情範疇：_____

請核對第 225 頁的標準解答。

移情假設 2

牽涉的人：男性個案；男性治療師，Hays 醫師

有關因果的結論：父親

「我的父親是個大家都知道的壯漢。我不認為我真的認識他，但我很明瞭他的憤怒。他會因為帽子掉下來而對我生氣。我所學到的就是離他遠遠的。每次試著親近他，總是因為我做錯了什麼事情而使他生氣。我就是學到了要保持距離。我想普遍來說，我就是不容易親近其他人。其他人真的不瞭解我，我也不常幫忙其他人解決問題。」

有關因果的結論：母親

「我的母親酷愛活動。她總是忙碌不已，一次做好幾件事情。她不是個多情的人，我也不記得我的父母親彼此擁抱、親吻，或用肢體語言表達任何的情感。我猜他們應該是深愛著彼此，至少他們是這麼說的。親近其他人，對我來說一直都是個複雜而令人困惑的事情。我不確定是否真的知道要怎麼去做。」

有關因果的結論：叔叔

「他是一位活潑有趣的人，他看起來是那麼隨和。第二次世界大戰時，他寄給我一個金屬手鐲，是用日本零式戰機機翼的金屬做成的，我猜。大戰結束後，我們一直保持聯繫，那時我們總是一起去釣魚。他在幾年前過世了，我真的好想念他。和他相處時的美好事物不會持續。和人親近其實沒有太多好處。」

有關因果的結論：高中老師

「高中時，我曾經和一位老師非常親近。我總是在午餐時間拜訪她的辦公室，然後一起聊天。她是我真正的朋友。在我高三時，不知道我們之間怎麼了。我們在一起的時間愈來愈少，然後我不再去找她。幾年前她過世了，後來我就沒有再指望任何良好的關係。」

a. 建構一項移情假設，以便指出最嚴重的人際問題：

_____

_____

_____

b. 找出隱含的移情範疇：_____

請核對第 225 頁的標準解答。

移情假設 3

牽涉的人：男性個案；女性治療師，Smith 醫師
有關因果的結論：母親

「對她來說最重要的是，事情在其他人的眼裡看來是什麼樣子。她總是說要做正確的事情，這樣其他人才會喜歡你。她很在意我的穿著，因為她說良好的衣著使人們真正喜歡你。我一直無法放鬆，而且這就變成了一種因果（be causal）──我可能做錯一些事情，而人們不喜歡這樣。我總是被教導要有最好的行為表現。如果我犯了錯，我必須將錯誤隱藏起來，這樣其他人就不會知道我做錯事情。表面上看起來很好而不緊張，就是我每日的重要事項。我現在還是這樣──還是對於我的表現非常敏感，因為我害怕我犯錯，而使有些人認為我很差勁。」

有關因果的結論：父親

「我的父親剛好和我的母親相反。他很粗心且不在意其他人怎麼想。他們總是因為他做的事情、他的穿著而爭執。她好像一直都不滿意他，而且她似乎對於和他一起出席公眾場合感到困窘。我從不知道他們當初為什麼要結婚。他們在每個方面都剛好相反。我絕對不會像我父親一樣粗心大意，我的母親則是太挑剔我了。我總是覺得女生不是很喜歡男生。」

有關因果的結論：妹妹

「小學的時候，我們很親近，她小我一歲。我上高中之後，我們有點分道揚鑣。她後來嫁給一位飛行員，還生了兩個小孩，並且似乎過得不錯。我以為我們很親近，但我並不常見到她。我真的不知道她對我有什麼樣的感覺——可能不是很好吧。」

a. 建構一項移情假設，以便指出最嚴重的人際問題：

_____

_____

_____

b. 找出隱含的移情範疇：_____

請核對第 225 頁的標準解答。

移情假設 4

牽涉的人：女性個案；男性治療師，Emory 醫師

有關因果的結論：父親

「他是個酒鬼。回想我的童年，我總是得照顧他。他根本無法照顧自己——除了喝酒之外。我幫忙洗他的衣服，替他準備晚餐。因為害怕他又喝醉

223

酒，所以我從不帶我學校的朋友回來。自從我拿到駕駛執照後，我就得開車載他去工作和去看醫師。天啊！我覺得自己從來就沒有一個真正的父親來照顧我，總是我在照顧他。這就是我的人生——我始終都要照顧別人。」

有關因果的結論：母親

「她也是個酒鬼，我也要照顧她。她從來沒問過我需要什麼，就只是在意她想要的。我從不知道我需要什麼，如果我這麼做，不會帶來任何好處。我必須照顧我的父母。我很早就學到了我想要的並不重要。」

a. 建構一項移情假設，以便指出最嚴重的人際問題：

_____

_____

_____

b. 找出隱含的移情範疇：_____

請核對第 225 頁的標準解答。

第二部C之練習的標準解答

移情假設 1

a. 「如果我和 Davis 醫師相處時失敗了或犯了錯，然後她就會處罰或拒絕我。」

b. 失敗／犯錯。

移情假設 2

a. 「如果我親近Hayes醫師，然後他就會因為某些理由而拒絕我或氣我——這份關係將無法再持續。」

b. 親密／親近。

移情假設 3

a. 「如果我在和 Smith 醫師相處時犯了錯或沒有將事情最好，然後我就必須隱藏我的錯誤，或者她就會處罰或拒絕我。」

b. 失敗／犯錯。

移情假設 4

a. 從父親和母親那兒：「如果我親近Emory醫師，然後我就得在某些方面照顧他。」

b. 親密／親近。

註：根據由父親及母親那裡推導出的有關因果的結論，而間接得出的第二項移情假設是：「如果我有任何需要，然後我就無法從Emory醫師那裡獲得，因為我必須滿足他的需求。」（情緒上的需求）

第三部

有關人際區辨的練習

　　一旦移情假設被整體描繪出來，實務工作者就可以準備施行人際區辨練習（IDE）。只要你移動到某個移情「熱點」（請回顧母書 97, 99-105 頁），就可以施行這個練習。要遵循的經驗法則是，不是在完成 SA 之前就是在之後來施行 IDE 的工作。因為額外的材料而中斷 SA，總是減緩了此技術對行為結果的影響。

　　以下介紹了好幾項有關移情「熱點」（也就是當適當施行了 IDE 的時候）的範例：

移情範疇	治療內發生的事件
1. 親密／親近	個案和治療師共同分享了早期有關性的期待；個案揭露了對治療師的情愛感受（affectionate feelings）；個案和治療師在某些任務上一起親近地工作。
2. 情緒上的需求／問題	因為擔憂配偶的傷害性行為，使得個案顯然害怕且不知道如何去面對他／她的配偶；個案因為一份長久的愛情破裂了而哀悼不已；個案在生病之後喪失了工作。
3. 失敗／犯錯	個案忘了將第一次指派的家庭作業帶來；個案遲到了十五分鐘；個案忘了且錯過這次的治療時段；個案來治療時，身上穿的白襯衫上面有著黑咖啡的污漬；個案無法完成先前同意指派的家庭作業。
4. 感受到／表達出的負向情感	個案衝動地說出治療師令他／她感到挫折；個案突然對治療師生氣；個案告訴治療師他／她是錯的；在治療師說完之後，個案看起來很生氣；個案在揭露一項有某種強烈羞愧感的事件之後變得很沉默。

施測 IDE 時的指導方針

1. 藉由描述實務工作者和個案之間剛剛發生了什麼，可以好好強調出「熱點」。例如：「就在我們完成妳今天帶來的 SA 的時候，妳說妳真的很喜歡跟我一起工作。讓我們將焦點集中在剛剛我們之間發生了什麼一下。」（「如果個案親近 Smith 醫師，然後就會被拒絕」這項關於**親密／親近**的**移情假設**，已經被事先描述好了。）

2. 一旦事件獲得強調，那麼心理治療師就會引述有關因果的結論裡所提及的重要他人的名字（如，母親、父親、兄弟姊妹等等），並且詢問：

   「妳的母親曾經做過什麼，使妳對她說了妳剛剛對我說的話，就是說妳喜歡跟我一起工作的那些話？」

3. 個案被鼓勵去描述一項或更多關於個案和母親之間發生相似事件的記憶。（經常可觀察到個案因此變得更不自在／更不安。）

4. 一旦描述了母親的回應（行為的結果），心理治療師接著會提出第二個詢問：

   「當妳這麼對我說的時候，我給妳什麼回應呢？」

   個案被鼓勵盡可能詳細地描述治療師給她的回應。如果個案看起來無法描述心理治療師的行為，那麼實務工作者就要提供協助。很重要的是，要明確指出口語／非口語兩方面的行為表現。

5. 然後就可以提出**人際區辨問題**（interpersonal discrimination question）：

   「我們的回應比較起來怎麼樣？請比較並對照其中的異同。」

要給個案時間去比較和對照相同行為所帶來的兩類行為後果。（見到此時個案不自在的程度減少了，並不是不常見的，因為已經更清楚心理治療師不會像母親那樣回應她。）

6. 提出最後一項區辨問題：

「知道了『當妳親近我的時候，我沒有給妳傷害性的、負面的回應』這項實情，對我們之間的人際互動來說，具有什麼樣的涵意呢？」

同樣的，給予個案充分的時間來陳述那些剛剛呈現在他／她面前的新涵意。

完成 IDE 的練習時，個案應該能夠區分出重要他人的負面行為和心理治療師的正向行為。經過一段療程後，IDE 工作裡的訊息逐漸變得明朗：「**跟我相處時，妳手中握有一份『新的人際實情』**（new interpersonal reality）**。我將會教導妳用新的且屬於自我生產的方式**（novel and self-productive ways）**來跟我互動。**」

練習

下面有六個 IDE 的練習。在每一個練習裡：

1. 請先回顧每位個案的移情假設。
2. 請閱讀治療師和個案之間的互動，然後指出是否有出現移情「熱點」。
3. 請核對第 233-234 頁的標準解答。

IDE 練習 1

移情假設

「如果我在和 Fowler 醫師互動時犯了錯，然後他就會因為我愚蠢的行徑拒絕／懲罰我。」

治療師和個案間的互動

治療師：為什麼你不告訴我，你和女友昨晚怎麼了？

個　案：我們去看電影而且過得很愉快。昨晚我在她那裡過夜，真是太美妙了！我們兩人都覺得我們昨晚變得比之前更親近了。

是否有一項移情「熱點」出現在上述的治療師和個案之間的對話？

有＿＿　沒有＿＿

請核對第 233 頁的標準解答。

IDE 練習 2

移情假設

「如果我想在情緒上從Ryan醫師那裡獲得些什麼，那麼她將不會給我。」

治療師和個案間的互動

個　案：我很害怕要告訴我的編輯，她對我做了什麼好事！

治療師：妳的意思是？

個　案：每一次我交稿時，她總是對我的作品有所批評。我做的每件事都是錯的。然後就變成我很害怕交出任何我寫的內容。當我交出一篇我的作品，就在她從我這裡拿走的時候，我害怕得直發抖。妳和我得想出來，我必須對她說什麼，以及必須怎麼說。我實在很害怕這麼做。

是否有一項移情「熱點」出現在上述的治療師和個案之間的對話？

有＿＿　沒有＿＿

請核對第 233 頁的標準解答。

IDE 練習 3

移情假設

「如果我曾讓 Arrington 醫師知道我在生他的氣，那麼他就會將我踢出他的辦公室，不再讓我回來接受治療。」

治療師和個案間的互動

治療師：我需要重新約我們下週治療的時段。下週四下午四點，我得參加我女兒的足球比賽。那天你可以早點來嗎，還是我們要改在週五早上會比較方便？

個　案：（看起來非常挫折）之前你才更改過我們這週治療的時段。我必須告訴我的老闆，我要改在不同的時段請假，他不喜歡這樣。我一直沒有告訴他，為什麼我要請假——我不想讓他知道，因為我不認為他會瞭解。我認為我們得將這個時間安排成一個規律的治療時段。（一段長的沉默）我下週沒有辦法另外安排時間。（個案的聲調聽起來更為激動了，但個案試著保持冷靜。）我必須找出一個我們可以規律治療的時間。這有可能嗎？

是否有一項移情「熱點」出現在上述的治療師和個案之間的對話？

有＿＿　　沒有＿＿

請核對第 233 頁的標準解答。

IDE 練習 4

移情假設

「如果我親近 Murray 醫師，那麼她就會拒絕我。」

治療師和個案間的互動

（個案正在說）「我以前從來沒有跟像妳一樣的人想出事情的解決方式，但是我今天有了不一樣的經驗。以前每一次我感到沮喪或陷入一團混亂時，我會離開房間、斷絕關係，或做一些蠢事讓事情變得更糟。在這裡，妳和我一起處理一個我先前處理得很糟糕的困境。我的脾氣失控，而且表現真的很愚蠢，而被我的教授嘲笑。不知怎麼了，我能夠坐在這裡，排解掉所有我想要離開的衝動。我留下來，而且現在我看到了一個方法，可以解決掉我念大學時必須負起責任來處理的一團混亂。我們真的一起做到了一些事情、真的一起工作，這對我來說是很少有的。我現在真的覺得我們很棒！」

是否有一項移情「熱點」出現在上述的治療師和個案之間的對話？
有＿＿＿　沒有＿＿＿

請核對第 233 頁的標準解答。

IDE 練習 5

移情假設

「如果我和 Smothers 醫師相處時犯了錯，那麼她就會處罰我（就像我父母那樣）。」

治療師和個案間的互動

個　案：天啊，我把我的情境分析表留在餐桌上了。我不記得我寫下的情境，我想不出一個要在這裡處理的情境。

治療師：我們可以想出一些事情的。妳似乎對於將 SA 留在家裡，感到非常沮喪。

個　案：（開始哭泣）我搞砸了今天的治療。我很抱歉。我猜妳會因為我的哭泣

以及所有的事情而認為我很笨。我就是停不下來。我想要把事情做對，但看看現在我所做的，又將情況搞得一團糟了。

是否有一項移情「熱點」出現在上述的治療師和個案之間的對話？

有＿＿＿　沒有＿＿＿

請核對第 234 頁的標準解答。

IDE 練習 6

移情假設

「如果我在情緒上想從 Cole 醫師那裡獲得些什麼，那麼她就會從我這裡縮回去，而我將什麼也得不到。」

治療師和個案間的互動

治療師：告訴我這個禮拜妳過得如何。

個　案：我最後有在面對我的男友時維護自己的權益。有一天晚上我們一起外出，他開始用粗魯無禮的聲調對我說話。我這次沒有忍下來。我告訴他，我不喜歡他說話的聲調，那很粗暴且難聽。我還告訴他，如果他繼續用這樣的聲調對我說話，那麼我就要他送我回家。天啊，他就不那麼做了。他甚至還跟我道歉！我真不敢相信我做到了。這是我第一次維護自己的立場。

是否有一項移情「熱點」出現在上述的治療師和個案之間的對話？

有＿＿＿　沒有＿＿＿

請核對第 234 頁的標準解答。

第三部之練習的標準解答

IDE 練習 1

沒有。在這個對話裡沒有出現犯錯的情境，也沒有暗指某種移情假設「熱點」。

IDE 練習 2

有。個案正在談論一個產生害怕的情境，也就是她必須面對她的編輯。在移情假設的部分有提到，只要她想從Ryan醫師那裡獲得情緒上的支持，或一些在情緒上的其他協助，她就得不到她所需要的部分。實務工作者必須提供情緒上的支持，然後必須為IDE的施行架設好舞台。顯然，其中隱含著有關「需要情緒上的支持」的移情假設「熱點」。

IDE 練習 3

有。個案顯然對Arrington醫師感到挫折和生氣。治療時段的改變被轉換成個案和老闆之間令人感到壓力且困窘的問題。個案試圖維持情緒上的控制，但是挫折感和生氣卻透過非口語的部分，從他和Arrington醫師之間的談話洩漏出來。當治療時段的議題被設定好之後，Arrington醫師便處在一個可以和個案一同進行IDE的最佳位置上，此時移情假設「熱點」已經隱含在其中了。

IDE 練習 4

有。個案和Murray醫師已經完成了這名個案人生的一個「第一次」。結局是一個正向的結果，而且個案對 Murray 醫師說了一個可愛的話語（endearing comment）（如，「我現在真的覺得我們很棒！」），施行 IDE 的舞台已經架設好了，因為其中隱含了有關親密／親近的移情假設。

IDE 練習 5

有。Smothers 醫師要負責一個「失敗」的情境，其中隱含著某種移情假設。個案顯然試著在治療裡把事情做「對」，這個事件代表她精心安排的計畫，因為她的失誤而沒有發揮效用。IDE 將向個案證明，這名治療師並不像她的父母，會因為她犯錯而給予懲罰。這樣的場合通常會反過來變成個案的矯正性情緒經驗（corrective emotional experiences）。

IDE 練習 6

沒有。移情假設指出了情緒上的需求。Cole 醫師和個案之間的互動情況牽涉到一些十分不同的事情。個案提及一次她成功對男友維護自己的立場的情境。其中並沒有隱含移情假設，當稍後發生了某個涉及到情緒需求的互動時，才必須採用 IDE。

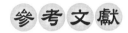

參考文獻

American Psychiatric Association. (1994). *Diagnostic and Statistical Manual of Mental Disorders (4th ed.).* Washington, DC: Author.

Beck, A. T., Rush, A. J., Shaw, B. F., & Emery, G. (1979). *Cognitive Therapy of Depression.* New York: Guilford Press.

Cowan, P. A. (1978). *Piaget with Feeling: Cognitive, Social, and Emotional Dimensions.* New York: Holt, Rinehart & Winston.

Gordon, D. E. (1988). Formal operations and interpersonal and affective disturbances in adolescents. In E. D. Nannis & P. A. Cowan (Eds.), *Developmental Psychopathology and Its Treatment* (pp. 51–73). San Francisco: Jossey-Bass.

Horwitz, J. A. (2001). *Early-onset versus late-onset chronic depressive disorders: Comparison of retrospective reports of coping with adversity in the childhood home environment.* Unpublished master's thesis, Department of Psychology, Virginia Commonwealth University, Richmond.

Inhelder, B., & Piaget, J. (1958). *The Growth of Logical Thinking from Childhood to Adolescence.* New York: Basic Books. (Original work published 1955)

Keller, M. B. (1988). Diagnostic issues and clinical course of unipolar illness. In A. J. Frances & R. E. Hales (Eds.), *Review of Psychiatry* (Vol. 7, pp. 188–212). Washington, DC: American Psychiatric Press.

Keller, M. B. (1990). Diagnostic and course-of-illness variables pertinent to refractory depression. In A. Tasman, S. M. Goldfinger, & C. A. Kaufman (Eds.), *Review of Psychiatry* (Vol. 9, pp. 10–32). Washington, DC: American Psychiatric Press.

Keller, M. B., & Hanks, D. L. (1994). The natural history and heterogeneity of depressive disorders. *Journal of Clinical Psychiatry, 56,* 22–29.

Keller, M. B., Klein, D. N., Hirschfeld, R. M. A., Kocsis, J. H., McCullough, J. P., Miller, I., First, M. B., Holzer, C. P., III, Keitner, G. I., Marin, D. B., & Shea, T. (1995). Results of the *DSM-IV* mood disorders field trial. *American Journal of Psychiatry, 152,* 843–849.

Keller, M. B., Lavori, P. W., Rice, J., Coryell, W., & Hirschfeld, R. M. A. (1986). The persistent risk of chronicity in recurrent episodes of nonbipolar major depressive disorder: A prospective follow-up. *American Journal of Psychiatry, 143,* 24–28.

Keller, M. B., McCullough, J. P., Klein, D. N., Arnow, B., Dunner, D. L., Gelenberg, A. J., Markowitz, J. C., Nemeroff, C. B., Russell, J. M., Thase, M. E., Trivedi, M. H., & Zajecka, J. (2000). A comparison of nefazodone, the Cognitive Behavioral Analysis System of Psychotherapy, and their combination for the treatment of chronic depression. *New England Journal of Medicine, 342,* 1462–1470.

Keller, M. B., & Shapiro, R. W. (1982). Double depression: Superimposition of acute depressive episodes on chronic depressive disorders. *American Journal of Psychiatry, 139,* 438–442.

Keller, M. B., & Shapiro, R. W. (1984). Double depression, major depression, and dysthymia: Distinct entities or different phases of a single disorder? *Psychopathology Bulletin, 20,* 399–402.

Kiesler, D. J. (1983). The 1982 Interpersonal Circle: A taxonomy for complementarity in human transactions. *Psychological Review, 90,* 185–214.

Kiesler, D. J. (1987). *Research Manual for the Impact Message Inventory*. Palo Alto, CA: Consulting Psychologist Press.

Kiesler, D. J. (1996). *Contemporary Interpersonal Theory and Research: Personality, Psychopathology, and Psychotherapy*. New York: Wiley.

Kiesler, D. J., & Schmidt, J. A. (1993). *The Impact Message Inventory: Form IIA Octant Scale Version*. Redwood City, CA: Mind Garden.

McCullough, J. P. (1984). Cognitive-behavioral analysis system of psychotherapy: An interactional treatment approach for dysthymia disorder. *Psychiatry, 47*, 234–250.

McCullough, J. P. (2000). *Treatment for Chronic Depression: Cognitive Behavioral Analysis System of Psychotherapy*. New York: Guilford Press.

McCullough, J. P., Kornstein, S. G., McCullough, J. P., Belyea-Caldwell, S., Kaye, A. L., Roberts, W. C., Plybon, J. K., & Kruus, L. K. (1996). Differential diagnosis of chronic depressive disorders. *The Psychiatric Clinics of North America, 19*, 55–71.

McCullough, J. P., McCune, K. J., Kaye, A. L., Braith, J. A., Friend, R., Roberts, W. C., Belyea-Caldwell, S., Norris, S. L. W., & Hampton, C. (1994). One-year prospective replication study of an untreated sample of community dysthymia subjects. *Journal of Nervous and Mental Disease, 182*, 396–401.

Nannis, E. D. (1988). Cognitive-developmental differences in emotional understanding. In E. D. Nannis & P. A. Cowan (Eds.), *Developmental Psychopathology and Its Treatment* (pp. 31–49). San Francisco: Jossey-Bass.

Piaget, J. (1926). *The Language and Thought of the Child*. New York: Harcourt, Brace. (Original work published 1923)

Piaget, J. (1981). *Intelligence and Affectivity: Their Relationship during Child Development*. Palo Alto, CA: Annual Reviews. (Original work published 1954)

Skinner, B. F. (1956). A case history in scientific method. *American Psychologist, 11*, 221–233.

國家圖書館出版品預行編目資料

長期性憂鬱症之診斷與治療技巧訓練手冊
——心理治療的認知行為分析系統／James P. McCullough 作；
杜家興譯. --初版. --臺北市：心理, 2009.03
面；　公分. --（心理治療；108）

參考書目：面
譯自：Skills training manual for diagnosing and treating chronic
depression: cognitive behavioral analysis system of
psychotherapy

ISBN 978-986-191-234-9（平裝）

1.憂鬱症　2.診斷　3.心理治療　4.認知治療法

415.985　　　　　　　　　　　　　　　　98000473

心理治療 108　**長期性憂鬱症之診斷與治療技巧訓練手冊——心理治療的認知行為分析系統**

作　　者：James P. McCullough
譯　　者：杜家興
責任編輯：晏華璞
執行編輯：李　晶
總　編　輯：林敬堯
發　行　人：洪有義
出　版　者：心理出版社股份有限公司
社　　址：台北市和平東路一段 180 號 7 樓
總　　機：(02) 23671490　傳　　真：(02) 23671457
郵　　撥：19293172　心理出版社股份有限公司
電子信箱：psychoco@ms15.hinet.net
網　　址：www.psy.com.tw
駐美代表：Lisa Wu　Tel：973 546-5845　Fax：973 546-7651
登　記　證：局版北市業字第 1372 號
電腦排版：臻圓打字印刷有限公司
印　刷　者：正恒實業有限公司
初版一刷：2009 年 3 月

讀者意見回函卡

No. _____　　　　　　　　　　　填寫日期：　年　月　日

感謝您購買本公司出版品。為提升我們的服務品質，請惠填以下資料寄回本社【或傳真(02)2367-1457】提供我們出書、修訂及辦活動之參考。您將不定期收到本公司最新出版及活動訊息。謝謝您！

姓名：_____　性別：1□男　2□女

職業：1□教師 2□學生 3□上班族 4□家庭主婦 5□自由業 6□其他____

學歷：1□博士 2□碩士 3□大學 4□專科 5□高中 6□國中 7□國中以下

服務單位：_____ 部門：_____ 職稱：_____

服務地址：_____ 電話：_____ 傳真：_____

住家地址：_____ 電話：_____ 傳真：_____

電子郵件地址：_____

書名：_____

一、您認為本書的優點：（可複選）

　❶□內容 ❷□文筆 ❸□校對 ❹□編排 ❺□封面 ❻□其他____

二、您認為本書需再加強的地方：（可複選）

　❶□內容 ❷□文筆 ❸□校對 ❹□編排 ❺□封面 ❻□其他____

三、您購買本書的消息來源：（請單選）

　❶□本公司 ❷□逛書局⇨_____書局 ❸□老師或親友介紹

　❹□書展⇨____書展 ❺□心理心雜誌 ❻□書評 ❼其他_____

四、您希望我們舉辦何種活動：（可複選）

　❶□作者演講 ❷□研習會 ❸□研討會 ❹□書展 ❺□其他____

五、您購買本書的原因：（可複選）

　❶□對主題感興趣 ❷□上課教材⇨課程名稱_____

　❸□舉辦活動 ❹□其他_____　　　（請翻頁繼續）

| 廣　告　回　信 |
| 台 北 郵 局 登 記 證 |
| 台 北 廣 字 第 940 號 |

（免貼郵票）

 心理出版社 股份有限公司

台北市 106 和平東路一段 180 號 7 樓

TEL: (02) 2367-1490
FAX: (02) 2367-1457
EMAIL:psychoco@ms15.hinet.net

沿線對折訂好後寄回

六、您希望我們多出版何種類型的書籍

❶□心理 ❷□輔導 ❸□教育 ❹□社工 ❺□測驗 ❻□其他

七、如果您是老師，是否有撰寫教科書的計劃：□有□無

書名／課程：＿＿＿＿＿＿＿＿＿＿＿＿＿＿＿

八、您教授／修習的課程：

上學期：＿＿＿＿＿＿＿＿＿＿＿＿＿＿＿

下學期：＿＿＿＿＿＿＿＿＿＿＿＿＿＿＿

進修班：＿＿＿＿＿＿＿＿＿＿＿＿＿＿＿

暑　假：＿＿＿＿＿＿＿＿＿＿＿＿＿＿＿

寒　假：＿＿＿＿＿＿＿＿＿＿＿＿＿＿＿

學分班：＿＿＿＿＿＿＿＿＿＿＿＿＿＿＿

九、您的其他意見

＿＿＿＿＿＿＿＿＿＿＿＿＿＿＿＿＿＿＿

謝謝您的指教！　　　　　　　　　22108